COMO SUPORTAR O CAOS

COMO

Felipe Daroit

SUPORTAR

JORNALISTA, PÓS-GRADUADO EM FILOSOFIA
MAIS DE 35 PRÊMIOS JORNALÍSTICOS NA CARREIRA

O CAOS

Amarilys

Amarilys e um selo editorial Manole.

Produção editorial: Lívia Oliveira
Projeto gráfico: Departamento Editorial da Editora Manole
Capa: Ricardo Yoshiaki Nitta Rodrigues
Diagramação: Amarelinha Design Gráfico

CIP-BRASIL. CATALOGAÇÃO NA PUBLICAÇÃO
SINDICATO NACIONAL DOS EDITORES DE LIVROS, RJ

D24c

Daroit, Felipe
Como suportar o caos / Felipe Daroit. – 1. ed. – Barueri [SP]: Amarilys, 2025.
23 cm.

Inclui bibliografia
ISBN 9788520470800

1. Contos brasileiros. 2. Crônicas brasileiras. I. Título.

CDD: B869
CDU: 821.134.3(81)

25-100362.0

Meri Gleice Rodrigues de Souza – Bibliotecária – CRB-7/6439
04/09/2025 08/09/2025

Edição – 2025

Editora Manole Ltda.
Alameda Rio Negro, 967, cj. 717
06454-000 – Barueri – SP – Brasil
Tel.: (11) 4196-6000
www.manole.com.br | https://atendimento.manole.com.br/

Impresso no Brasil

Dedicatória

Para minha irmã, Fernanda, que me ensinou as primeiras palavras quando ela mesma ainda tropeçava nas suas. Comemorou minha primeira sílaba como se o Brasil tivesse levantado a taça, de novo, nos acréscimos, com gol de placa. Foi ali, entre brinquedos e uma infância simples, que a linguagem virou afeto e o verbo, casa. E à minha mãe, Geni, que, mesmo quando alguns professores me carimbaram como um pequeno delinquente em potencial (com vocação para dar trabalho em qualquer reunião pedagógica), jamais deixou de colocar um livro ou um jornal em minhas mãos e uma centelha de fé no meu destino.

Agradecimentos

Aos milhares que me acompanham, leem meus textos, compartilham minhas inquietações e, principalmente, não se rendem à pasmaceira generalizada: a vocês, que insistem em ser críticos, atentos, sensíveis, mesmo quando o mundo parece premiar justamente o oposto; a vocês, que ainda valorizam a essência humana num tempo em que a superficialidade virou virtude e a idiotice, critério de sucesso; a vocês, que não se contentam com o óbvio, nem com o raso, nem com a frase de efeito vazia que ganha curtidas, mas perde sentido – este livro é para quem pensa com o estômago, sente com a cabeça e recusa a anestesia coletiva. Obrigado por seguirem comigo nesse caminho, que não é fácil, não é pop e, muito menos, vendável – mas é verdadeiro.

Estendo meus agradecimentos ao meu editor, Marco Pace e à Editora Manole, pela confiança no meu trabalho.

Sumário

Prefácio

Manual do cutucão!

Existem livros que nascem para cutucar. E Felipe Daroit, em *Como suportar o caos*, faz *jus* à sua aptidão de cutucador inveterado. Como aquele amigo que, com uma estocada de cotovelo, nos toca levemente na altura das costelas apenas para nos livrar de uma distração. É como se ele nos dissesse: "presta atenção, larga o celular um pouquinho, e olha em volta a vida acontecendo". Ora, ora, que inconveniência nos alertar sobre a "tiktokização" do uso do nosso tempo, não é mesmo? Sim, este é um livro inconveniente, incômodo, embaraçoso, pois nos tira da letargia da cracolândia digital que nos inoculam algoritmos e nos roubam a autonomia do pensar e do sentir.

Em meados da segunda década do século XX, Will Durant, no prefácio à segunda edição de sua monumental *A História da Filosofia*, alertava para as distrações das pessoas diante da quantidade colossal de informações disponíveis à época. Espantava-se Durant: "a geologia falou em termos de milhões de anos, quando os homens, antes dela, haviam pensado em termos de milhares; a física descobriu um universo no átomo, e a biologia encontrou um microcosmo na célula; a fisiologia descobriu um mistério inesgotável em cada órgão, e a psicologia, em cada sonho!". O que diria o genial filósofo e historiador estadunidense se fosse apresentado ao Big Data, esse inimaginável volume de dados que circula na internet?

E é nesse ambiente, em meados da segunda década do século XXI, cem anos depois do assombro de Will Durant, que Felipe Daroit transita para nos alertar sobre o óbvio: diante de nossa incapacidade de apreensão do universo totalizante de dados, precisamos focar no essencial. O que é, afinal, importante no processo de fruição da vida? Até anteontem falávamos em termos de *bytes*, ontem aprendemos que um *kilobyte* tem mil *bytes* e que um *megabyte* tem mil *kilobytes*. O que já é informação velha, pois hoje sabemos que um *gigabyte* tem mil *megabytes*, que um *terabyte* tem mil *gigabytes* e que um *zettabyte* tem mil *terabytes*.

Onde isso vai parar? A tarefa impossível de acompanhar tudo, de dar opinião sobre tudo, de estar presente em tudo irá nos levar a uma geração inteira de ansiosos compulsivos destinados ao abismo da desolação e do desespero?

Calma. Temos os cutucadores como Felipe Daroit. *Como suportar o caos* nos lembra da interlocução dialógica que – mesmo na barafunda das redes sociais, mesmo diante da ânsia de silenciar uma voz pela imposição de outra – trata de recuperar a tradição do debate público em que se valida uma ideia com base na superação de um argumento contrário. Sem que seja preciso destilar ódio, sem a necessidade de criar inimigos. Eis o cutucão que nos acorda para a vida em sociedade de forma sadia.

Boa leitura.

Marcelo Canellas

Cronista, jornalista e documentarista. Por 33 anos atuou como repórter especial de diversos programas da Rede Globo. Figura no *ranking* do portal Jornalistas & Cia como um dos dez repórteres brasileiros mais premiados de todos os tempos.

Apresentação

Vivemos tempos em que a vida parece ter assumido um ritmo insano, como um compasso que se acelera sem qualquer previsão de pausa. As manhãs se confundem com as noites, e os dias se transformam em um borrão de notificações, tarefas e conexões superficiais. Caminhamos em um mundo que exige respostas instantâneas, atenção dividida e, paradoxalmente, uma produtividade que nunca se sacia. Nesse cenário, é fácil sentir-se como uma máquina: uma engrenagem que gira incessantemente, mas que, em algum momento, inevitavelmente, trinca.

Como suportar o caos surge como um convite a respirarmos fundo, a recuperarmos aquilo que nos torna verdadeiramente humanos. Em 35 contos, profundamente reflexivos, cada palavra é um sussurro que ecoa na mente, um lembrete de que existe um caminho diferente – mais lento, mais autêntico, mais vivo.

Ao folhear estas páginas, você será convidado a explorar o esgotamento da empatia em uma sociedade que trocou o toque humano pela fria interação digital. Descobrirá a arte perdida de observar o mundo com olhos que enxergam além das superfícies; compreenderá a rara preciosidade do silêncio em um universo saturado de ruídos. Cada conto é um fragmento que reflete a urgência de um "detox" digital, de uma desconexão consciente que nos permita resgatar relações genuínas.

Imagine uma vida em que não somos escravos de telas luminosas, em que as relações deixam de ser apenas curtidas e emojis e voltam a ser risos compartilhados, olhares demorados e conversas que aquecem a alma. Este livro é um chamado para desacelerar, uma obra contra o ritmo febril do mundo pós-moderno.

Com uma escrita que mistura crítica, sarcasmo e poesia, cada texto é como um espelho – ora refletindo as engrenagens que nos aprisionam, ora iluminando os caminhos que podemos percorrer para reencontrar o equilíbrio. As histórias não oferecem respostas prontas; ao contrário, elas convidam o leitor a fazer perguntas incômodas e necessárias: "O que estou perdendo enquanto corro sem parar?" "Para onde estou indo com tanta pressa?" "O que realmente importa?".

Este não é apenas um livro. É um porto seguro para aqueles que se sentem perdidos na tempestade do excesso. É uma bússola que aponta para o norte da serenidade, uma coleção de pílulas metafóricas para curar as feridas de um mundo que nos transformou em robôs de carne e osso.

Como suportar o caos é um lembrete de que a vida não é uma corrida, mas um caminhar. Um convite a abraçar a pausa, a redescobrir a beleza da simplicidade, a reconectar-se com o que há de mais essencial: a nossa própria humanidade.

Prepare-se para mergulhar em uma experiência que desafia o *status quo*. Cada conto, como uma pequena pílula, é um antídoto para a pressão constante, um resgate daquilo que o mundo contemporâneo tenta silenciar.

Que estas páginas sejam uma pausa na sua rotina, um respiro profundo em meio ao caos, e um lembrete de que desacelerar é, acima de tudo, um ato de resistência.

"Como suportar..."

CRESCEMOS
SEM GPS, MAS
APRENDEMOS A
ENCONTRAR O
CAMINHO.

1

Quando o mundo ainda tinha espera

Houve um tempo em que o silêncio era permitido. Um tempo sem notificações, sem a ditadura da resposta imediata, sem a angústia de estar sempre acessível. Se alguém queria nos encontrar, ligava para o telefone fixo. E se não estivéssemos? Paciência. O mundo continuava girando sem a necessidade de estarmos sempre conectados.

Fomos a última geração a sentir o cheiro de um livro antes de escolher lê-lo. A última a rebobinar fitas, a soprar cartuchos de videogame, a gravar músicas da rádio com aquele inconfundível atraso no "REC". Fomos os últimos a experimentar a espera como uma forma de desejo e não de frustração.

Havia um ritual na forma como consumíamos cultura. Assistir a um filme não era um ato impulsivo, mas um evento. Íamos até a locadora, caminhávamos entre prateleiras repletas de possibilidades, líamos as sinopses e, por fim, fazíamos uma escolha definitiva. Sem *trailers* automáticos, sem algoritmos nos dizendo o que gostaríamos de ver. Era preciso confiar na própria intuição.

As músicas também exigiam compromisso. Comprar um CD era um ato de fé. Apreciávamos o encarte, decorávamos as letras, aceitávamos as faixas ruins, pois elas faziam parte do conjunto. Não existia a impaciência de pular para a próxima. A arte tinha tempo para respirar, e nós, para senti-la.

Crescemos sem GPS, mas aprendemos a encontrar o caminho. Usávamos mapas, perguntávamos aos desconhecidos, confiávamos na memória. Hoje, seguimos trajetos ditados por vozes robóticas e, ironicamente, estamos cada vez mais perdidos.

As fotografias eram objetos reais, impressões de um tempo que não podia ser deletado. Guardávamos retratos em caixas, álbuns, molduras. E quando as encontrávamos anos depois, havia uma mágica intocável naquele instante congelado. Agora, as imagens flutuam na nuvem, imateriais, condenadas a serem esquecidas entre milhares de outras.

Brincávamos na rua até que o céu anunciasse a noite. Não havia localização em tempo real, apenas a confiança de que sabíamos o caminho de volta. Andávamos de bicicleta sem capacete, corríamos sem medo de joelhos ralados, trocávamos figurinhas, subíamos em árvores, éramos donos do nosso próprio tempo. Hoje, as crianças têm *tablets* e uma infância programada, com horários cronometrados e diversões que cabem em telas.

E então, veio a revolução digital. O mundo ficou menor, mais rápido, mais acessível. Perdemos a espera, mas também a paciência. Ganhamos a conexão constante, mas nos tornamos mais solitários. Temos infinitas opções de entretenimento, mas cada vez menos capacidade de nos encantar.

O filósofo coreano radicado na Alemanha, Byung-Chul Han alertou que, hoje, a existência está marcada pela aceleração, pelo excesso de positividade e pelo cansaço. O tempo não se desenrola, ele colapsa. É isso que vivemos. Um tempo esmagado, sem pausas, sem espaço para a nostalgia se transformar em aprendizado.

Éramos ricos, e não sabíamos. Mas talvez ainda haja tempo. Talvez possamos resgatar algo desse passado que não tinha pressa. Não para rejeitar o presente, mas para lembrar que a vida pode ser mais do que apenas um fluxo infinito de informações.

No fim, não é a tecnologia que nos aprisiona. Somos nós que escolhemos ser prisioneiros dela.

2

A vida acontece nos dias comuns

Há um equívoco antigo e persistente que nos assombra: acreditamos que a vida só acontece nos grandes eventos, nas explosões de alegria, nos ápices dos filmes que protagonizamos sem perceber. Mas a verdade – aquela que desliza silenciosa entre os espaços vazios do calendário – é que a vida acontece nos dias comuns. Naquela quartas-feiras mornas, às 15 horas, sabem?

A vida acontece enquanto dobramos uma blusa e sentimos o cheiro do sabão misturado à brisa da tarde. A vida acontece quando alguém nos dá um sorriso despretensioso. A vida acontece no aroma do café que invade os cômodos de nossas casas, no instante em que a luz do Sol atravessa a janela e repousa suavemente sobre a mesa da cozinha.

Nietzsche, filósofo considerado pessimista por muitos, mas para mim, um grande realista, dizia que "a vida sem música seria um erro", mas talvez o erro maior seja não perceber a música que ressoa nos instantes que ignoramos. Porque o mundo não é feito só de grandes sinfonias – às vezes, ele é um assobio distraído enquanto esperamos o elevador, um trovão distante anunciando chuva, um gato espreguiçando-se ao Sol.

A maior parte da existência se passa no intervalo entre uma expectativa e outra. Planejamos, esperamos, almejamos o futuro – e, no entanto, é entre um plano e outro que a vida verdadeiramente acontece. Quando olhamos para trás, não são apenas os grandes feitos que ficam, mas os detalhes invisíveis que, sem aviso, tornam-se inesquecíveis.

Os estoicos já sabiam: não temos controle sobre os grandes acontecimentos, mas temos controle sobre o modo como os vivemos. Sêneca advertia: "A vida não é curta; nós é que a desperdiçamos". E que forma cruel de desperdício é viver em busca de momentos épicos enquanto os dias comuns escorrem pelos dedos como areia fina.

Os momentos mais felizes raramente se anunciam com fanfarra. Eles chegam de mansinho, como um amigo que se senta ao nosso lado sem avisar e, sem que percebamos, muda tudo. Aquele dia em que conversamos por horas sem notar o tempo passar. Aquele abraço que veio sem razão, mas acertou um vazio que nem sabíamos que existia.

A felicidade verdadeira não está nos grandes marcos, mas naquilo que o escritor checo Milan Kundera chamava de "a insustentável leveza do ser", aquilo que nos atravessa sem peso, mas deixa uma marca invisível. É o riso que escapa no meio de um dia banal, a brisa fresca no rosto depois de um dia cansativo, o olhar de quem nos ama em silêncio, sem precisar dizer nada.

Vivemos à espera de algo grandioso e, ironicamente, só percebemos a grandiosidade dos momentos comuns quando eles já se foram. O café compartilhado com alguém que não vemos mais. O trajeto para o trabalho que, um dia, deixará de existir. O cheiro da casa dos avós, impregnado na memória como uma fotografia invisível.

Os dias comuns são um espetáculo silencioso. E nós, distraídos, seguimos esperando os grandes atos sem perceber que, o que realmente importa, já está acontecendo.

Então, estejamos atentos. Observemos os detalhes. Reparemos mais no agora.

No fim, a vida não se mede pelos eventos extraordinários, mas pela soma de instantes que, sem percebermos, nos tornaram quem somos.

3

O esgotamento da empatia

Há um rio em cada um de nós. No início, ele transborda, generoso, com águas claras e incontroláveis, regando campos ao seu redor. Esse rio é a empatia, a força que nos leva a oferecer mais do que temos, a estender a mão até que nossos braços doam, a doar o que não nos sobra. Mas, com o tempo, com a idade, com as experiências e o conhecimento, percebemos que o curso dessas águas nem sempre segue seu propósito original. Às vezes, somos desviados para terrenos áridos, absorvidos por terras que nunca florescem. E, então, a exaustão chega como um verão impiedoso.

Schopenhauer, o filósofo do pessimismo, falava que a compaixão é a base da moralidade. Contudo, ele também nos alertava para o sofrimento inerente ao ato de viver, e talvez por isso soubesse que há limites para o quanto podemos suportar. Dar demais é um convite ao desequilíbrio, à anulação de quem somos em nome do outro.

Nietzsche, em sua busca pela superação do humano frágil e ressentido, também nos advertiu, no livro *Além do bem e do mal* que *"aquele que luta com monstros deve tomar cuidado para não se tornar, ele próprio, um monstro"*. O esgotamento da empatia pode ser esse monstro que cultivamos sem perceber. Quando damos demais e esquecemos de nós mesmos, não nos tornamos melhores; tornamo-nos distantes de quem poderíamos ser. A bondade sem equilíbrio nos rouba a autenticidade, nos aprisiona em papéis que o mundo exige, mas que, aos poucos, nos aniquilam.

Emmanuel Lévinas, em sua filosofia do "rosto do outro", nos lembra que a ética nasce do encontro com o outro. Mas será que esse encontro deve sempre nos consumir? Será que a responsabilidade pelo outro deve vir à custa de nos abandonarmos? Tornamo-nos sombras de nossa própria existência, escravos de um ideal de bondade que não se sustenta no mundo real. O neuropsiquiatra austríaco Viktor Frankl, sobrevivente do Holocausto, ao refletir sobre a busca pelo sentido da vida, escreveu: "O que importa não é o que esperamos da vida, mas o que a vida espera de nós". No entanto, como oferecer algo significativo à vida se estamos exauridos, sem forças para responder ao que ela pede?

Cansamos. Não de ser bons, mas de sermos ignorados ou de não termos o devido reconhecimento. Cansamos de nos moldar aos contornos de quem nunca ajusta seu espaço para nos acomodar. O esgotamento da empatia não é um colapso abrupto; é uma lenta erosão. Cada pequena decepção, cada sacrifício não reconhecido, cada favor recebido sem reciprocidade corrói o leito desse rio interno. Byung-Chul Han, em sua análise sobre a sociedade do cansaço, descreve como nos tornamos vítimas de uma era que exige produtividade, quando até a empatia vira uma mercadoria escassa. A pressão para dar, para se doar, para estar sempre disponível, nos empurra a um estado de exaustão que silencia nossa essência.

E, ao fim, o que resta? Um deserto. Um lugar onde os ventos do cansaço sopram, onde a indiferença se torna um refúgio. Não por egoísmo, mas por autopreservação. Aprendemos, a duras penas, que nem toda terra merece nossa água. Até mesmo a Bíblia, ao afirmar que "há tempo para tudo", nos convida à reflexão: "Há tempo de plantar, mas também de deixar o campo em descanso". Talvez seja o momento de recolher nossas águas e permitir que se renovem, longe de solos ingratos.

Talvez seja hora de questionar: vale a pena manter relações que nos deixam cansados? E aqui não falo apenas de relações amorosas. Falo das mais diversas relações que mantemos ao longo da vida. Relações nas quais, muitas vezes, somos obrigados a encolher para caber, a ceder para receber migalhas. Não seria mais digno buscar a companhia de quem faz nosso rio correr com mais força, e não secar? Aristóteles já alertava que *"a amizade verdadeira só é possível entre amigos que privilegiam a reciprocidade e a lealdade"*. Mas quantas dessas amizades temos, realmente, em um mundo tão rápido em consumir e tão lento em cuidar?

O mais belo da vida, após tantas doações vãs, é estar cercado de pessoas que realmente façam sentido. Pessoas que sejam terras férteis, que retribuam com flores aquilo que oferecemos em forma de água. Relações que acrescentem, não que drenem.

Thich Nhat Hanh, o mestre zen, ensinava que amar verdadeiramente é ser capaz de oferecer alegria e liberdade ao outro, mas isso só é possível quando também cuidamos de nossa própria paz interior. De que vale um amor, uma amizade, um gesto de empatia, se ele é dado por alguém que já perdeu a si mesmo no processo?

No fundo, todos queremos isso: estar ao lado de pessoas que acolhem, ter amizades que retribuem. Trata-se de uma troca justa. E, se for preciso deixar algumas terras improdutivas para trás, que seja. Não como um ato de abandono cruel, mas como uma afirmação de amor-próprio. Porque, como disse o poeta Jalaladim Maomé Rumi, não se aproxime de pessoas que drenam sua luz; cerque-se daqueles que a fazem brilhar ainda mais.

E aqui vem a grande ironia da vida: se você não cuidar de si, quem vai? Não serão os mesmos que sugam sua energia, nem aqueles que exigem mais do que oferecem. Não será o mundo, tão distraído em seus próprios dramas, nem as circunstâncias que jogam mais peso sobre seus ombros. Não. Os únicos capazes de garantir que o rio continue correndo somos nós.

Então, sejamos generosos, sim, mas aprendamos a dizer não. Sejamos empáticos, mas antes para conosco. Porque, no fim das contas, ninguém rega um rio seco. Ninguém planta flores em um deserto sem esperança. Mas, quando cuidamos de nós, a vida floresce ao redor. E aqueles que realmente valem a pena ficam. O restante? O vento do deserto leva.

Se não fizermos isso, quem fará? No final, o rio que preservamos é o que nos mantém vivos.

OS QUE OBSERVAM SILENCIOSAMENTE OFERECEM AO MUNDO ESSA DÁDIVA: A DE ENXERGAR O QUE ESTÁ ESCONDIDO, DE PERCEBER O INVISÍVEL NOS DETALHES.

4

A arte de observar

Aquieto-me em um canto da vida, onde o murmúrio do mundo se transforma em um sussurro distante. Eu gosto dos que se sentam silenciosamente, observando. Eles são como árvores antigas, suas raízes profundas na terra do pensamento, enquanto suas folhas balançam suavemente ao sabor da brisa das reflexões.

Ao meu redor, a multidão avança, apressada, como um rio destemido, mas eu os vejo: os solitários, os pensadores, os sonhadores. Eles não se deixam levar pela correnteza veloz do cotidiano. Ao contrário, contemplam o mundo com a serenidade de quem sabe que a vida não se resume ao frenesi do presente.

Existem aqueles que se recusam a deixar o mundo ditar as regras que devem seguir. São os que desafiam o *status quo*, os que ousam questionar a própria existência. Esses indivíduos não se contentam em aceitar a realidade como ela é; eles a moldam através de suas visões únicas, como artistas que se atrevem a pintar fora das linhas. Eu gosto deles. São os que me inspiram, que acendem em mim a chama do questionamento e da busca.

Recordo-me do provérbio chinês que diz *"o homem que move montanhas começa carregando pequenas pedras"*. E assim, esses pensadores, com suas pequenas revoluções internas, são capazes de criar ondas de transformação ao seu redor. Eles observam o mundo, absorvem suas cores, suas texturas, suas nuances. Não se deixam abalar pelos ruídos ensurdecedores do cotidiano. Em vez disso, mergulham nas profundezas de suas almas, buscando significado nas pequenas coisas que passam despercebidas pela maioria.

Aprecio esses críticos silenciosos que, em meio à multidão, tornam-se faróis de luz em um oceano de conformismo. Eles são como poetas que, a cada passo, escrevem versos que ecoam nas paredes da existência. Eu gosto de vê-los, com seus olhares distantes, perdidos em pensamentos que vão além do trivial. Eles são os sonhadores, e, ao contrário do que muitos imaginam, não estão fora da realidade; eles simplesmente enxergam uma realidade que é mais rica, mais profunda.

E há algo de belo no silêncio desses indivíduos. É na quietude que encontram a verdadeira essência do ser. Enquanto os outros correm, eles param e contemplam as estrelas que piscam no vasto céu. Eles ouvem a música do vento e sentem a dança das folhas sob seus pés. Esses que eu gosto. Esses são os que ousam viver intensamente, mesmo que em silêncio.

O ato de observar, por si só, é uma forma de resistência. Em um mundo onde todos se atropelam para falar, para serem vistos e ouvidos, o observador é aquele que escolhe um caminho inverso. Ele abraça o silêncio, o intervalo, o espaço entre os barulhos. Os que observam silenciosamente oferecem ao mundo essa dádiva: a de enxergar o que está escondido, de perceber o invisível nos detalhes.

Os observadores são como escultores invisíveis, que moldam a realidade com sua percepção. Cada sombra na calçada, cada riso abafado em uma conversa alheia, cada brilho tênue no olhar de um estranho – tudo se transforma em matéria-prima para seu mundo interior. Eles não apenas olham; eles *veem*.

No entanto, em meio a essa beleza, sou assombrado por uma realidade inquietante. Penso que 95% das pessoas vivem suas vidas como gado (e não essa breguice de gado "político" usada recentemente na política brasileira), seguindo a manada sem questionar, sem refletir. Elas se conformam com o que lhes é imposto, como se a liberdade fosse uma miragem distante. Talvez sejam mais felizes? Talvez.

Mas essa felicidade, se é que podemos chamá-la assim, é um tipo de conforto anestesiado, como quem adormece ao som de uma música constante e previsível. Há algo de trágico nessa ausência de inquietação, nesse movimento automático que não questiona. Hannah Arendt, filósofa e política alemã, alertava sobre os perigos da "banalidade do mal" – um conceito que vai além de atos extremos, estendendo-se à vida vivida sem reflexão, sem escolhas conscientes.

Em contrapartida, os cinco por cento que eu admiro são justamente os críticos, os pensadores, os que ousam refletir silenciosamente, mesmo que isso os isole. Eles são os que fogem do movimento seguido pela maioria e, por isso, iluminam o caminho para aqueles que desejam também sair da sombra. Os que fazem perguntas que poucos se atrevem a fazer.

Nietzsche chamou esses indivíduos de *"espíritos livres"*. Eles carregam dentro de si o fardo da liberdade, essa que não lhes permite a ignorância confortável, mas que os impulsiona a questionar, a desafiar, a sonhar. São eles que olham para o mundo com um olhar despido de convenções, que veem no caos da vida moderna não apenas problemas, mas possibilidades.

Esses observadores não precisam de multidões ou de palcos. Muitas vezes, sua revolução começa no íntimo, em uma conversa consigo mesmos, em uma caminhada solitária, em um momento de contemplação diante de um pôr do sol. E, no entanto, é dessa quietude que surgem as maiores transformações.

Não quero, por favor, que interpretem esse texto como um tom de soberba ou arrogância. Pelo contrário. Não estou criticando ou desmerecendo aqueles que agem automaticamente, sem parar para refletir. Aqueles que seguem o fluxo sem parar para pensar. Cada pessoa possui suas peculiaridades. Eu apenas escrevo, hoje, sobre os que observam o mundo calmamente, sem muitas regras.

Eu gosto desses seres únicos, que, em sua essência, são a prova de que a vida pode ser mais do que uma sequência de dias vazios. Eles são a esperança em um mundo muitas vezes desprovido de significado.

E, ao olhar para eles, sinto que ainda há espaço para a reflexão, a poesia e a cultura, a arte, o pensar. Eles são a sinfonia que desafia o ruído da monotonia e, em suas presenças, sou grato por ainda existir uma alternativa ao gado que se move sem pensar, em um campo de conformismo.

O que seria do mundo sem esses que ousam parar, respirar e apenas observar? Talvez sejam eles a última chama de lucidez em um tempo que insiste em se apagar na pressa.

5

O mundo não começou com o iPhone

Aos jovens de hoje. Não falo a todos, mas especialmente àqueles de classe média ou classe média alta. Os verdadeiros filósofos do sofá, mestres da teoria sem prática e defensores da razão absoluta que mal sabem o que é sair da zona de conforto... ou, melhor dizendo, sair de casa.

Criados em carpetes. Uma geração que parece ter esquecido que a humanidade não se resume ao último episódio da série da Netflix ou à última atualização do Instagram. Saibam: o mundo não começou com o iPhone e nossa civilização não floresceu por pura magia digital. Na verdade, ela tem séculos de história, de sangue, suor e lágrimas, com uma filosofia que vai muito além dos 280 caracteres.

E ainda assim, aí estão eles, jovens encastelados nas suas suítes de luxo, com comida pronta na geladeira, roupa lavada pela mamãe, e uma falsa ideia de que dominaram a arte do pensamento crítico, porque sabem de cor todos os memes. Quem precisa ler Platão ou Schopenhauer quando a sabedoria universal se revela nos vídeos de 30 segundos no TikTok, não é mesmo? Claro. Não faz sentido. Afinal, para que estudar filosofia ou história quando se pode debater com um amigo sobre a última atualização do iOS?

A impressão que tenho é que esses jovens possuem mais confiança em suas "experiências pessoais" do que em séculos de acúmulo de conhecimento.

O mundo, para muitos, parece ter começado agora, ou quem sabe, ontem, quando Steve Jobs lançou uma inovadora versão do celular.

E se a arrogância fosse uma arte, eles seriam os mestres. Uma geração que, ao invés de sair do ninho e enfrentar o mundo, prefere colocar os fones de ouvido e fingir que a única realidade que importa é a dela. Por que deixar a casa dos pais quando se pode dormir até o meio-dia e receber aquela mesada que é quase um "salário vitalício"? Uma vida de requinte, sem precisar pensar no amanhã.

Enquanto isso, o mundo gira, a história continua, e eles seguem achando que têm razão em tudo – não importa se não sabem o que foi a Revolução Francesa, por exemplo. Para eles, tudo se resume ao aqui e agora. O passado? Uma coisa chata e ultrapassada. O futuro? Um mistério desconfortável.

Schopenhauer, em *A arte de escrever*, alertava que "ler é pensar com a cabeça de outra pessoa". Mas, claro, por que se dar ao trabalho de ler quando se pode confiar na sua "intuição" e nas manchetes rápidas do X, antigo Twitter?

A ironia mais amarga é que, em sua busca pela autossuficiência, esses jovens não percebem que a liberdade verdadeira vem da reflexão, do entendimento profundo da nossa história, danossa cultura. É preciso contextualizar. Sempre. Analisar o contexto de uma época para não sair dizendo que determinado autor era machista, preconceituoso etc. Entretanto, por que fazer isso? Para que estudar quando você tem o Wi-Fi a seu favor? O que mais poderia interessar, senão a próxima notificação?

Sim, é verdade: para alguns, o mundo realmente começou agora, com a invenção do iPhone. Antes disso, tudo era só um borrão de coisas irrelevantes e sem importância.

E assim segue a brilhante juventude da era digital, os pequenos gênios. Para eles, qualquer coisa anterior à sua existência atual é irrelevante, um vestígio de um passado obsoleto que nada tem a ensinar. Possuem opinião sobre tudo. Não precisam de estudo, reflexão ou experiência, porque possuem o Google e a crença inabalável de que qualquer pensamento divergente do seu é automaticamente ultrapassado. Não. O mundo não começou a evoluir quando eles puderam filmar a própria indignação com filtros bonitinhos e trilha sonora impactante.

Esquecem que a realidade sempre foi mais lenta do que a velocidade da fibra óptica. Que cada avanço, cada direito conquistado, cada transformação social levou décadas, séculos, e que o mundo não se dobra à impaciência de quem quer tudo resolvido com uma enxurrada de *hashtags*. Mas eles não querem saber disso.

Dessa forma, seguem o caminho, seguros da onipotência juvenil, certos de que descobriram tudo que ninguém jamais percebeu antes deles. Até o dia em que a roda gira e eles próprios se tornam os dinossauros ultrapassados, observando perplexos a próxima geração que, com a mesma arrogância, os descarta como irrelevantes.

6

Como lidar com o desconforto?

Na pós-modernidade, um dos maiores feitos humanos – ou pelo menos o mais almejado – é a busca pela "autossuperação". Como se, algum dia, pudéssemos finalmente alcançar aquele estado de plenitude no qual as angústias desaparecessem e, quem sabe, nos tornar seres humanos integrais. Mas, sejamos honestos: quem, em sã consciência, acredita que isso é possível? O grande truque da vida não é exatamente evoluir, mas sobreviver à angústia que nos é imposta. Não pela vida em si, que é apenas um cenário, mas pela nossa incapacidade de lidar com ela.

É fácil apontar os defeitos dos outros. O vizinho é barulhento, o chefe é insuportável, o sistema é injusto, o clima é de caos. Mas a verdadeira dificuldade não está em encontrar falhas no mundo exterior – e, convenhamos, o mundo exterior é um show de horrores a parte. O verdadeiro desafio, o mais desconfortável e irritante, é o abismo interno que todos carregamos dentro de nós e que, ao olhar de perto, é o maior de todos os males. Um lugar onde ninguém se atreve a ir sem, pelo menos, algumas reservas emocionais de álcool ou fumo.

O filósofo Kierkegaard, em sua obra *O desespero humano*, já nos alertava sobre esse mal silencioso: a angústia existencial. Para ele, a angústia não é uma crise passageira, mas a condição permanente do ser humano. A angústia surge quando somos confrontados com a liberdade absoluta de nossas escolhas, a consciência de que somos responsáveis por nossas ações em um mundo sem certezas. A angústia, portanto, é o reflexo da nossa total responsabilidade – a angústia é a verdadeira face da liberdade.

Mas quem realmente quer abraçar essa liberdade? Estamos tão acostumados à imitação do que chamamos de "felicidade" que qualquer forma de angústia nos assusta como a sombra do próprio inferno. Hannah Arendt, ao refletir sobre a condição humana, apontava que "viver sem pensar é não viver como um ser humano". E pensar, inevitavelmente, nos leva a encarar nossas fragilidades. A angústia, nesse sentido, é o preço de estar vivo, de refletir sobre nossa existência e perceber que ela é carregada de incertezas.

E, no entanto, aqui estamos, nessa busca incessante de nós mesmos; tentando entender nossas frustrações, buscar nossa identidade, entender nossa dor. Para Freud, o inconsciente é um labirinto de desejos reprimidos e traumas não resolvidos. Mas, claro, não nos preocupamos com isso. Afinal, o que pode ser mais confortável que ignorar nossas questões mais profundas, enquanto consumimos distrações rápidas, que vão de um novo iPhone a uma foto no Instagram, tentando desesperadamente criar uma identidade que não conseguimos nem entender direito?

O homem pós-moderno, ou melhor, o *homo consumens*, é um ser que se perde em uma multiplicidade de imagens e discursos. A ideia de "ser feliz" virou um mantra insustentável, uma busca que, como o Santo Graal, parece mais um mito do que uma possibilidade real. O filósofo polonês Zygmunt Bauman descrevia a modernidade líquida como um estado de incerteza constante, em que tudo escorre entre nossos dedos: relacionamentos, identidades, certezas. Vivemos em tempos de angústia diluída, e a tentativa de escapar apenas a torna mais presente.

A angústia, portanto, não é algo a ser evitado. Ela é a marca registrada da nossa liberdade, do nosso direito – ou seria fardo? – de escolher quem ser, de questionar, de criar e destruir significados. Mas quem é capaz de tolerar a dor da consciência plena? Pode ser que Kierkegaard, Arendt ou Bauman tenham nos dado ferramentas, mas a verdade é que, em algum nível, todos estamos sozinhos na nossa própria angústia. Somos agentes de uma luta interna, que ninguém mais pode travar por nós.

Albert Camus, escritor, filósofo, romancista, dramaturgo, jornalista e ensaísta franco-argelino, ao abordar o absurdo da vida em *O mito de Sísifo*, disse que a grande questão filosófica é o suicídio: decidir se a vida vale ou não a pena ser vivida. Mas, em vez de desistir, Camus nos propõe a rebeldia contra o absurdo. Abraçar a angústia é uma forma de revolta, de afirmar que, apesar da falta de sentido intrínseco, continuamos a viver e a buscar. Assim, a angústia deixa de ser um peso insuportável e se transforma em um lembrete da nossa capacidade de resistir.

Talvez a arte possa nos salvar do desespero. Ao contemplar o belo, somos capazes de transcender temporariamente as limitações da existência. Sendo assim, então, lidar com a angústia não é apenas uma questão de enfrentá-la, mas também de encontrar refúgio em momentos que nos conectam ao sublime: uma obra de arte, uma música que ecoa dentro de nós, uma conversa que nos toca profundamente.

A literatura também nos oferece consolo diante dessa condição humana tão universal. O poeta Fernando Pessoa, em sua pluralidade de vozes, escreveu: "Sentir tudo de todas as maneiras, viver tudo de todos os lados, ser a mesma coisa de todos os modos possíveis ao mesmo tempo". Pessoa nos convida a abraçar a multiplicidade do ser, a aceitar que, na angústia, também há beleza e profundidade. Não é necessário fugir dela, mas aprender a habitá-la, como quem aprende a conviver com um mar revolto.

E eu ainda me pergunto, como qualquer outro ser humano: Como se "lida" com isso? Talvez a resposta seja mais prática do que teórica. Talvez ela resida nas pequenas ações do cotidiano: nas conversas honestas, nos gestos de compaixão, na coragem de olhar para dentro e não desviar o olhar. Talvez lidar com a angústia seja menos sobre resolvê-la e mais sobre aceitá-la como parte de quem somos.

Se alguém souber a fórmula, por favor, me avise. Por enquanto, seguimos buscando.

Como se a felicidade fosse algo que se compra no supermercado, empacotada em uma caixinha de conselhos rasos e glitter.

7

A ilusão do contentamento: um produto de consumo imediato

Em tempos de redes sociais saturadas de dicas, fórmulas e segredos sobre como ser feliz, parece que a felicidade virou o novo produto que todo o mundo busca em um mercado globalizado da alma. E quem não se arrisca, entre *posts* e *stories*, a tentar encontrar o pacote mágico, com selo de autenticidade, que promete uma vida sem dor, sem angústia e sem contradições? Como se a felicidade fosse algo que se compra no supermercado, empacotada em uma caixinha de conselhos rasos e *glitter*. Ledo engano.

"Ser feliz é fácil, é só seguir esses dez passos e tudo vai melhorar", dizem as postagens, que piscam de forma arrogante e insuportável enquanto nós, pobres mortais, gastamos horas rolando a tela, na esperança de que, de alguma maneira, a promessa de felicidade se materialize como um presente de aniversário atrasado. E quem não está sedento por esse presente? Quem, no fundo, não quer ser o "outro" que finalmente chegou lá? Convenhamos, a busca pela felicidade virou uma febre, uma espécie de competição absurda para ver quem consegue parecer mais realizado.

A ironia está em que a felicidade é, ao mesmo tempo, o destino mais buscado e o mais evasivo. Viktor Frankl, neuropsiquiatra austríaco, em sua obra *Em busca de sentido*, ensinava que a felicidade não pode ser perseguida diretamente, mas é algo que emerge como consequência de viver uma vida com propósito. Em um campo de concentração, privado de tudo, Frankl descobriu que o que nos mantêm vivos é o sentido que atribuímos à nossa existência, mesmo nos momentos mais sombrios. A felicidade, portanto, não é um objetivo a ser alcançado, mas um subproduto de uma vida autêntica.

É preciso entender, aliás, que felicidade é algo extremamente pessoal. O que torna uma pessoa feliz pode ser absolutamente irrelevante para outra. Para uns, felicidade é a conquista de um grande amor; para outros, talvez seja a solidão tranquila de uma tarde de domingo. Os gregos antigos, com sua vasta sabedoria, nos ensinaram que a felicidade (ou *eudaimonia*, como chamavam) é resultado de uma vida vivida de maneira virtuosa e equilibrada. Mas, ao que parece, essa virtude se perdeu nas redes sociais e em um oceano de *likes*. Parece mais fácil comprar uma camisa da marca da felicidade do que cultivar uma vida sábia.

Aristóteles acreditava que a felicidade se conquista por meio do equilíbrio entre os excessos e as faltas. E ele estava certo, até que a sociedade atual nos bombardear com imagens de corpos perfeitos, realizações rápidas e transformações instantâneas. A busca por uma felicidade sem esforço, sem confronto com a dor ou a adversidade, tornou-se um delírio coletivo. Como se a vida pudesse ser moldada de acordo com um roteiro, e o único objetivo seria o prazer contínuo. Então há o paradoxo: enquanto buscamos eliminar toda forma de sofrimento, acabamos nos afastando daquilo que realmente nos faz crescer. A busca pela felicidade constante é superficial, porque nos desconecta das profundezas da experiência humana. Assim, é preciso aceitar a dor como parte da jornada, pois é através dela que nós nos descobrimos e nos reinventamos.

O curioso é que, por trás dessa busca desenfreada por um estado de felicidade, vemos tantas vidas de pessoas que, aparentemente, têm tudo: dinheiro, poder, fama, e, no entanto, se veem atoladas em depressão, angústia e desesperança. Quantos casos de suicídios de figuras públicas nos mostram que a felicidade não se compra com a conta bancária? O que falta, então, para essas pessoas que têm tanto, mas ainda assim parecem desprovidas do essencial? O que é esse essencial, senão a simples experiência de estar no mundo com todos os seus altos e baixos, com as emoções contraditórias que nos tornam humanos?

A felicidade não está na quantidade, mas na qualidade das experiências. Quem nunca viu, com uma ponta de incredulidade, uma pessoa com quase nada e, paradoxalmente, mais feliz do que qualquer milionário?

Parece, portanto, que a busca obsessiva pela felicidade é, em si mesma, um erro. A verdadeira liberdade está em abandonar esse desejo de perfeição, e talvez encontrar uma dose de felicidade naquilo que é simples, no presente. Nos pequenos momentos do cotidiano: uma conversa sincera, uma caminhada sem pressa, um livro que nos emociona, o cheiro do café pela manhã. Essas são as realidades de uma felicidade que não se impõe, mas se revela ao longo da vida, de maneira sutil e, muitas vezes, imperceptível.

Como dizia Sêneca, um dos grandes filósofos estoicos, "não é que temos pouco tempo, mas desperdiçamos muito dele". E é esse desperdício, essa corrida cega em busca do inalcançável, que nos impede de perceber que a felicidade, talvez, seja só o que nos escapa enquanto tentamos, incansavelmente, alcançá-la.

Quem sabe, então, se parássemos de procurar a felicidade, ela pudesse finalmente nos encontrar? Talvez devêssemos olhar menos para o horizonte e mais para os passos que damos agora, no presente. Epicteto, outro filósofo estoico, certa vez disse: "A felicidade não consiste em adquirir e desfrutar, mas em nada desejar".

No fundo, talvez o segredo seja abraçar a simplicidade da vida. Não a ausência de problemas, mas a leveza de encontrar beleza no imperfeito. Não custa tentar.

8

A trágica comédia da existência

Numa era em que cada notificação parece um grito de socorro e a ausência de uma mensagem é interpretada como uma tragédia pessoal, emerge a arte de dormir sem esperar um sinal, como se a serenidade noturna fosse um bálsamo para a alma. Nesta era de hiperconexão, a ansiedade pulsante se tornou uma companheira constante, e a expectativa de um toque no celular transforma-se na nova moeda emocional. No entanto, há quem tenha descoberto um segredo sublime: encontrar conforto na própria companhia. Como já dizia Marco Aurélio, imperador e filósofo estoico, "a sabedoria é a capacidade de avaliar e agir bem em qualquer situação". Viver assim, em harmonia com a própria essência, é uma verdadeira ode à liberdade e à autonomia.

Acordar pela manhã não se resume em checar redes sociais, onde a banalidade se mistura a *flashes* de vidas editadas e polidas. Em vez disso, trata-se de um ritual sagrado: o exercício. Não aquele fadado à exibição nas plataformas digitais, em que o corpo se transforma em mero objeto de comparação, mas um movimento sincero, um tributo ao corpo que habita a alma. Enquanto muitos se torturam em academias, enfileirados como sardinhas em lata, há quem escolha dançar com a própria essência, redescobrindo que a beleza não reside na aprovação alheia, mas no amor-próprio genuíno. Epicteto nos deixou uma lição preciosa: "Não são as coisas que nos perturbam, mas as opiniões que temos sobre elas". É essa mudança de perspectiva que transforma a maneira como enfrentamos as pressões externas.

A pós-modernidade transformou o ato de viver em uma performance. Somos bombardeados por regras e rituais que prometem a felicidade como um produto de consumo, como se pudéssemos adquiri-la nas prateleiras de uma loja. Os gurus da autoajuda oferecem receitas de bolo, como se a vida fosse apenas misturar ingredientes e assar a uma temperatura precisa, sem considerar a individualidade de cada ser humano. "Seja produtivo, tenha sucesso, siga o fluxo", gritam, enquanto a sociedade se transforma em uma máquina de conformidade e a criatividade é sufocada pela padronização.

No entanto, Hannah Arendt nos alertou que a banalidade do mal reside na conformidade cega, na incapacidade de questionar. Será que estamos nos entregando à banalidade de nossas próprias vidas ao aceitarmos o que nos é imposto sem reflexão?

Cada indivíduo carrega em si um universo de dilemas, angústias, sonhos e objetivos. Não somos meras peças em um tabuleiro de xadrez, esperando a vez do movimento. Somos seres complexos, dotados de nuances, que não se encaixam em moldes predefinidos. Simone Weil, escritora, mística e filósofa francesa, dizia que a atenção é a forma mais rara e pura de generosidade. Talvez a atenção que damos a nós mesmos seja a chave para escapar desse ciclo de busca incessante pela validação alheia.

Assim, em meio a um mundo que parece estar se desintegrando em *likes* e compartilhamentos, a compreensão de que o sentido da vida não está em agradar os outros, mas em ser fiel a si mesmo, torna-se uma revelação libertadora.

Afinal, viver não é sobre acumular conquistas ou aplausos, mas sobre respirar com plenitude, ouvir a melodia do silêncio e abraçar o poder transformador de ser. Talvez seja isso que Ralph Waldo Emerson, escritor, filósofo e poeta estadunidense, quis expor quando declarou que ser você mesmo em um mundo que está constantemente tentando fazer de você outra coisa é a maior realização. A vida vivida de forma autêntica, onde cada momento é uma escolha consciente e cada decisão é pautada pela verdade interior é um ato de coragem.

Ironia do destino, porém, é que, na vastidão desse universo digital, há uma multidão de pessoas incríveis se achando ruins, atormentadas por uma constante comparação com aqueles que, de fato, são ruins e se acham incríveis. Trata-se da comédia trágica da existência!

O paradoxo da nossa era é que, ao mesmo tempo em que estamos mais conectados do que nunca, a solidão tornou-se uma epidemia. Estamos cercados por vozes, mas elas ecoam em vazios digitais que não preenchem nossos corações. E no final das contas, quem precisa de mensagens quando se tem a própria voz, ecoando na serenidade da autoaceitação? Que se dane a regra! Que se dane a comparação! Porque, na dança da vida, ser autêntico é o único passo que realmente importa.

O valor da vida não reside nas interações efêmeras e superficiais, mas na profundidade das experiências vividas e na realidade das relações construídas. Portanto, em vez de buscar incessantemente a aprovação alheia, é tempo de celebrar a singularidade de cada ser, reconhecendo que a verdadeira beleza está em ser quem realmente somos, sem máscaras, sem filtros, apenas a mais pura essência.

No fim das contas, é preciso transformar o fardo em asas. Transformar a angústia da comparação em força para voar. Afinal, a comédia trágica da existência é também poesia: rir de nossas tragédias, chorar de nossos risos e seguir dançando ao som do que nos faz humanos.

9

A liberdade na solidão escolhida

A luz do Sol infiltra-se por entre as frestas das janelas, revelando a poeira que flutua em sua dança silenciosa. A humanidade se encontra em um dilema cativante e, ao mesmo tempo, trágico: a incessante busca pela aprovação alheia.

Reflito como somos criaturas estranhas! Vivemos em um teatro de sombras, onde as máscaras são tão numerosas quanto os rostos que as usam, e a plateia, em sua maioria, não é composta por amigos, mas por vultos que se aproximam apenas para absorver o brilho da nossa luz, enquanto aplaudem com mãos vazias.

É na maturidade, esse conceito nebuloso que se arrasta como uma névoa pela vida, que começamos a perceber que a ideia de ser "querido por todos" é algo tão rápido quanto a beleza de um amanhecer. A sabedoria de Sócrates ressoa em nossos ouvidos: "Conhece-te a ti mesmo". E, ao nos conhecermos, somos finalmente confrontados com a dolorosa verdade de que não somos todos feitos para agradar, e que a busca por tal aceitação pode, na verdade, ser uma prisão dourada.

Quantas vezes nos encontramos em conversas superficiais com aqueles que, como adeptos de uma seita, se aproximam apenas para coletar informações, tecendo uma rede de interesses que, ao final, nos aprisiona em um labirinto de falsidades? Esses encontros são como espelhos danificados que refletem não o nosso verdadeiro eu, mas versões distorcidas que servem apenas para alimentar egos inflados e mascarar inseguranças profundas.

Montaigne, o pai do ensaio moderno, salientava que o maior signo de sabedoria é a serenidade. É curioso como, em um mundo tão agitado, a serenidade de aceitar quem somos e nos distanciar da necessidade de aprovação parece um ato revolucionário. E é! A arte da renúncia é também a arte de escolher a si mesmo, mesmo que isso signifique o afastamento de certos círculos, de aplausos fáceis ou de rostos que só trazem vazio.

E assim, à medida que os anos se acumulam, aprendemos a arte da renúncia. Renunciar à necessidade de ser querido por todos é um ato de libertação, uma emancipação da tirania da opinião alheia. Afinal, se não podemos ser amados por todos, que sejamos mal-amados por aqueles que não compreendem nossa grandeza. É um paradoxo, não? A liberdade que encontramos ao nos afastarmos das garras do desejo de agradar se torna um fardo leve, um alívio do peso que carregávamos nas costas, feito de expectativas e falsas promessas.

Os filósofos estoicos, como Epicteto, já citado neste libro, também nos lembram que a opinião dos outros não nos pertence. "Não são os eventos que nos perturbam, mas nossa interpretação deles." Aplicar essa visão às relações humanas nos revela um instrumento poderoso: não precisamos nos dobrar diante da aprovação alheia, porque ela, muitas vezes, é volátil e sem valor real.

Afastar-se, nesse contexto, não é um ato de egoísmo, mas de sobrevivência emocional. Quantas vezes já nos vimos cercados por pessoas que se alimentam de nossas inseguranças, como vampiros que sugam a vitalidade de suas vítimas?

Esses relacionamentos disfuncionais, muitas vezes enraizados em um solo fértil de interesses mútuos, são como ervas daninhas que, se não arrancadas, sufocam as flores da autêntica amizade. Afastar-se é, portanto, um ato de amor-próprio, uma proteção contra a corrosão do espírito.

E, por fim, ao olharmos para o mundo contemporâneo – repleto de problemas que vão desde crises ambientais, guerras, países comandados por ditadores e até mesmo batalhas de egos nas redes sociais –, somos confrontados com uma verdade irônica: já temos peso suficiente para carregar. Não precisamos da carga adicional de busca desenfreada por aceitação.

As relações humanas, em sua essência, são complexas e, muitas vezes, um fardo. A beleza da vida reside na capacidade de escolher com quem queremos compartilhar nossa jornada. Assim, ao nos afastarmos da necessidade de ser querido por todos, encontramos não apenas liberdade, mas também a paz em meio ao caos.

Como Carl Jung, psiquiatra e psicoterapeuta suíço, fundador da psicologia analítica, escreveu: "Quem olha para fora, sonha; quem olha para dentro, desperta". A renúncia, nesse sentido, é um despertar para nós mesmos. É a coragem de trilhar um caminho em que as vozes externas se tornam um eco distante, e o que prevalece é a música interior que só nós podemos ouvir.

Portanto, ao final do dia, ao refletirmos sobre essa dança estranha da vida, podemos concluir que, se o mundo já está cheio de problemas, talvez a melhor solução seja abraçar a solidão e dançar sozinhos, em vez de perdermo-nos em um mar de rostos desconhecidos que apenas se aproximam para pescar em águas turvas.

Afinal, ser querido por todos é um peso que poucos estão dispostos a carregar, e a verdadeira felicidade pode muito bem residir na nossa capacidade de escolher quem queremos ao nosso lado – e, mais importante ainda, quem não queremos.

O SEGREDO DA EXISTÊNCIA NÃO CONSISTE APENAS EM VIVER, MAS EM SABER PARA QUÊ SE VIVE.

10

Ecos do ontem em um mundo acelerado

Na vastidão da pós-modernidade, em que telas de *smartphones,* reluzentes, se tornaram as novas janelas para a realidade, as pessoas correm atrás de uma satisfação que parece sempre fora do alcance. O ritmo frenético da internet transforma cada instante em uma oportunidade de distração, e a profundidade das experiências se dissipa na superficialidade do "*scroll*" (termo inglês utilizado para nomear o movimento de rolar a *timeline* das redes sociais). Só que, na busca incessante por conexão, acabamos nos isolando em bolhas de efemeridade, onde tudo é rápido, tudo muda, e tudo se esgota com a mesma facilidade com que se clica em um *link*.

Os relacionamentos, outrora sólidos como as raízes de uma árvore centenária, se tornaram como folhas ao vento. Hoje, essa liberdade se traduz em uma avalanche de opções instantâneas, mas a verdadeira liberdade, a que nos permite amar e ser amado, parece escorregar entre nossos dedos. Jean-Jacques Rousseau, filósofo e escritor, em sua busca pela essência do humano, já advertia, embora não tenha publicado em nenhum livro: "O homem nasce bom, mas a sociedade o corrompe". Se vivêssemos em harmonia com nossa natureza, talvez não estivéssemos tão perdidos no caos da superficialidade moderna.

Comparar esse frenesi ao tempo de nossos avós é como observar um pôr do sol em câmera lenta, onde cada matiz é apreciado. Nessa época, a vida tinha um ritmo diferente. As pessoas se sentavam nas calçadas, conversando sobre o dia e compartilhando risadas, sem a necessidade de um plano elaborado para o futuro. O ato de simplesmente *estar presente* era valoroso. Os relacionamentos se moldavam com paciência, e o amor era cultivado como um jardim: regado com afeto e cuidado ao longo do tempo.

Fiódor Dostoiévski capturou essa essência em suas obras, mostrando como a humanidade luta constantemente contra as forças de sua própria criação. Em *Os irmãos Karamázov*, ele observa: "O mistério da existência não está apenas em permanecer vivo, mas em encontrar algo pelo qual viver". E o que encontramos, hoje, nessa busca desenfreada por validação instantânea? Um vazio tão profundo quanto as cavernas mais escuras de nossas almas, onde o eco de nossa existência é engolido pela pressa.

As histórias eram contadas ao redor de mesas, e as memórias eram criadas em longos encontros, nos quais o silêncio não era um inimigo, mas um espaço para a reflexão. No entanto, à medida que a tecnologia evoluiu, essa tranquilidade deu lugar a um ciclo incessante de novidades. As pessoas se tornaram consumidoras de experiências, sempre em busca de mais – mais *likes*, mais seguidores, mais tudo. O efêmero tornou-se o novo padrão.

Tolstói, em *Anna Kariênina*, nos lembra que todas as famílias felizes se parecem, mas cada família infeliz é infeliz à sua maneira.

Hoje, essa infelicidade é coletiva, mascarada por filtros e curadorias digitais que nos fazem acreditar que somos os únicos a enfrentar o vazio. O amor, que Tolstói tratava como uma força transcendente, agora é reduzido aos algoritmos.

A crítica sarcástica se revela na constatação de que, mesmo com tanta informação à disposição, a sabedoria parece ter se perdido no caminho. A globalização trouxe uma riqueza de culturas e ideias, mas o que realmente conquistamos? Um desfile de imagens que se esvaem antes de termos a chance de absorvê-las.

Hoje, essa quietude é quase inexistente. As notificações nos perseguem como um tambor incessante, impedindo-nos de acessar a verdadeira introspecção.

Enquanto a velocidade da informação nos envolve, a solidão se torna uma companheira constante. Aqueles que se conectam por meio de telas, muitas vezes se esquecem de olhar nos olhos uns dos outros. O que deveria ser uma rede de apoio se transformou em uma competição por atenção e validação. As interações humanas se tornaram transações, e o amor, uma mercadoria que pode ser trocada e descartada com um simples toque.

A ironia está em reconhecer que, apesar de todos os avanços, a essência do que nos conecta continua sendo a mesma. A globalização pode nos oferecer a possibilidade de viajar por culturas e experiências, mas nunca poderá substituir o calor de um abraço verdadeiro, o sabor de um café compartilhado ou a beleza de um momento silencioso sob o céu estrelado. Quem sabe, ao olharmos para o vazio que nos cerca, a resposta esteja em desacelerar e reencontrar o que realmente nos desperta propósito.

Assim, enquanto navegamos por esse mar de informações e distrações, é hora de refletir: para onde estamos indo? O que estamos sacrificando em nome da velocidade e da superficialidade? Em um mundo que gira a mil por hora, quem realmente se lembra do que é sentar, respirar e simplesmente existir?

A vida não deveria ser um espetáculo acelerado, mas uma canção que ressoa em nossa alma, ecoando as memórias de um tempo em que tudo era um pouco mais lento e cheio de significados. Talvez o maior ato de resistência seja encontrar beleza no silêncio, no encontro humano, na profundidade do agora.

O segredo da existência não consiste apenas em viver, mas em saber para quê se vive. Que saibamos, ao menos, desacelerar para descobrir.

11

A melancolia da cidade grande

Em um amplo cosmos onde as estrelas cintilam como diamantes em um manto de seda, duas presenças se erguem como ícones da beleza: o Sol, com seu abraço caloroso, e a vegetação, com sua dança suave ao toque do vento. O primeiro é um farol de vida, iluminando tudo que toca; a segunda, um sussurro da Terra, oferecendo frescor e um refúgio para a alma. Juntas, formam uma tapeçaria deslumbrante que nos conecta ao nosso lugar no universo.

Entretanto, em meio a essa magnificência, as grandes cidades surgem como imensos labirintos de concreto, onde a luz do Sol se torna uma raridade e a vegetação uma miragem distante. Aqui, os habitantes se veem aprisionados em apartamentos que, muitas vezes, mais parecem gaiolas, onde o aluguel é um tributo exorbitante a um estilo de vida que, em essência, se afasta da natureza. Mesmo os imóveis maiores, com seus preços caríssimos e suas paredes de gesso, não são muito diferentes: confortáveis apenas na superfície, mas incapazes de acolher a profundidade do espírito de liberdade que habita nossa essência.

As janelas, que deveriam ser aberturas para o mundo, muitas vezes se transformam em barreiras, filtrando a luz em fragmentos tímidos que mal conseguem iluminar o ambiente. Essas mesmas janelas revelam um horizonte feito de edifícios cinzentos, separados por ruas abarrotadas de carros que exalam fumaça e pressa, como se a própria cidade respirasse ansiedade.

Nesse cenário sombrio, a busca por um pedaço de natureza se torna um anseio profundo. As pessoas, na esperança de cultivar um pouco de verde em suas vidas, enchem seus lares com plantas em vasos, como se esses pequenos seres pudessem preencher o vazio deixado pela ausência de árvores majestosas. Cuidam delas com carinho, como se fossem as últimas emissárias de um mundo que, por algum motivo, parece ter se afastado. "Olhem para nós", parecem querer dizer, "ainda existe vida".

Contudo, cada dia traz consigo a realidade de que as promessas da cidade são ilusões. Os arranha-céus, que se erguem como colossos de um progresso inabalável, ofuscam a luz do Sol, e os sons da natureza são sufocados pelo barulho incessante das buzinas e das conversas apressadas. Como disse Aristóteles: "Em todas as coisas da natureza existe algo de maravilhoso". Mas, nas cidades grandes, talvez seja bem mais difícil enxergar essa maravilha.

Em um ambiente onde o verde é substituído pelo cinza e o silêncio pela algazarra, será que a corrupção de nossa essência não se acentua? Perdemos a conexão com o natural, como se um véu de concreto nos separasse do mundo para o qual fomos criados.

Os instantes de tranquilidade se tornam preciosidades raras, e a luta por um raio de Sol se transforma em um ritual quase sagrado. Ao abrir a janela, os habitantes se tornam verdadeiros guerreiros, enfrentando não apenas o caos urbano, mas também os ruídos humanos: gritos que ecoam entre os prédios, músicas que escapam de festas clandestinas, e até o choro de um bebê ao lado. Cada momento de calma é um triunfo efêmero, uma vitória contra a correnteza de uma rotina que nunca desacelera.

Nesse contexto, talvez o absurdo seja viver em um lugar onde a natureza, que deveria ser o cenário de nossas vidas, foi reduzida a um ornamento. Pequenos vasos de plantas substituem florestas inteiras; parques apertados tentam replicar o frescor de campos abertos. Só que na cidade grande, o belo é sufocado por uma pressa que transforma dias em semanas e semanas em anos. As árvores tornam-se postes com folhas, os rios, canais de esgoto, e o céu azul é trocado por nuvens de fumaça que pairam como um lembrete constante da renúncia ao simples.

A vida urbana, tão prometida como o auge da civilização, parece um experimento mal conduzido, onde a alma humana, esmagada entre paredes e horários, luta para encontrar espaço para respirar. O som de um caminhão carregado, o grito do vendedor ambulante, ou a pressa de um ciclista na calçada formam a sinfonia cotidiana de uma cidade onde o silêncio é uma utopia.

Talvez os pequenos detalhes ainda possam salvar a alma urbana. Uma caminhada despretensiosa em um parque, a observação de um pássaro construindo seu ninho, o aroma das flores que desabrocham na primavera. Esses instantes, ainda que fugazes, são lembretes de que a vida, em seu cerne, é um presente que merece ser valorizado.

Ao fim do dia, resta a reflexão de que, mesmo trancados em apartamentos, os cidadãos continuam a sonhar com momentos de conexão com a natureza. E quando finalmente conseguem um vislumbre do Sol através de uma janela, será que vale a pena lutar por esse fiapo de luz, correndo o risco de que algum vizinho excêntrico quebre a tranquilidade com gritos ensurdecedores ou que um caminhão velho, com descarga estourada, passe e espalhe fumaça do diesel pelo bairro todo?

Eis um pouco do que é a vida na cidade grande, na qual a busca pela beleza se torna um jogo de sobrevivência, e a luz solar se transforma em um bem absurdamente escasso.

Uma das possibilidades é sair mais de casa para apreciar o Sol, a natureza, respirar e torcer para que, nesse momento contemplativo, não sejamos assaltados ou mortos por causa de 5 reais.

ÀS VEZES, É MAIS SÁBIO CALAR-SE DIANTE DOS SONOS DESAGRADÁVEIS DE OPINIÕES INFUNDADAS, EM QUE A RAZÃO É FREQUENTEMENTE ECLIPSADA PELA NECESSIDADE DE SE FAZER OUVIR A QUALQUER CUSTO.

12

O valor do silêncio

No denso mundo das experiências humanas, o silêncio emerge como um oásis de tranquilidade em meio ao turbilhão da vida. Nesse espaço sagrado, onde as palavras se dissipam e a agitação do mundo se esvai, uma grande sabedoria se revela. A incessante busca por aprovação, a necessidade de convencer os outros da própria bondade e a luta exaustiva para consertar o que foi quebrado se dissipam, dando lugar a uma nova compreensão: no silêncio, reside a verdadeira paz.

Não é necessário forçar a barra para que os outros compreendam o valor de uma existência. O reconhecimento, que por muito tempo parecia ser o alicerce da autoestima, revela-se uma construção frágil, dependente das opiniões alheias. Em vez disso, a essência da vida se converte em uma responsabilidade pessoal, onde cada ação e decisão são reflexos de uma autodeterminação que não busca validação externa. Como disse o filósofo Lao-Tsé: "Aquele que conhece os outros é sábio; aquele que se conhece é iluminado".

Neste estado de introspecção, uma nova força emerge, uma força silenciosa que não grita, mas ressoa em cada respiração. Essa força não se alimenta de aplausos ou reconhecimento, mas brota da aceitação plena do ser. A serenidade torna-se um abrigo, quando a necessidade exaustiva de validação é abandonada e a autoaceitação floresce como um jardim secreto. Ao reconhecer que o valor não depende da opinião do outro, uma liberdade inigualável se abre, permitindo que cada um de nós se torne o arquiteto de sua própria felicidade.

Os ecos do passado, com suas cobranças e anseios, tornam-se distantes. O que foi dito ou não dito, o que foi feito ou deixado de ser feito, perde seu peso. A vida, em sua complexidade, revela-se como um emaranhado de escolhas, e nela cada ser é responsável por sua própria jornada.

A frase do filósofo José Ortega y Gasset ecoa: "Eu sou eu e minha circunstância, e se não salvo a ela, não me salvo a mim". A busca por um propósito se torna um elemento central nessa nova perspectiva, e cada escolha é um passo em direção à realização pessoal.

O silêncio, então, não é apenas ausência de som: é presença. É o espaço entre o caos e a clareza, em que o barulho incessante do mundo dá lugar ao pulsar tranquilo do ser. Aristóteles dizia: "A felicidade pertence aos autossuficientes". E é no silêncio que encontramos essa autossuficiência; nele, cada um aprende que não precisa do barulho do aplauso para validar seu valor.

A compreensão de que o valor interior é constante e inabalável traz alívio. Aqueles que reconhecem e respeitam essa essência são bem-vindos, enquanto os que não conseguem enxergar podem seguir seus próprios caminhos. A consciência de que as decisões dos outros não definem a própria existência é libertadora. Se um dia se arrependerem de suas escolhas, essa é a jornada deles, não a do que se encontra em paz consigo mesmo.

O silêncio não é um lugar de fraqueza, mas de força. Na literatura budista, o silêncio é comparado a uma montanha imperturbável pelas tempestades. Ele nos ensina que é possível estar em paz mesmo quando o mundo ao redor parece desmoronar. Quando deixamos de buscar incessantemente justificativas e reconhecimentos, encontramos no silêncio o terreno fértil para plantar sementes de sabedoria.

Nesse silêncio profundo, a vida se transforma em um exercício de autoexploração. A quietude torna-se um espaço onde o autoconhecimento floresce, permitindo que a alma respire e se expanda. Assim, a calmaria se torna a nova companhia; cada momento é uma oportunidade para abraçar a autenticidade. Imagine-se sentado à beira de um lago tranquilo, com o reflexo da sua verdadeira essência se revelando na superfície da água. É nesse espaço que o autoconhecimento se torna um farol que ilumina o caminho para a verdadeira liberdade.

A vida, longe da necessidade de validação, ganha um novo brilho. O silêncio não é mais temido, mas celebrado como uma fonte de força e clareza. Cada batida do coração ecoa a verdade de que a grandeza reside dentro de cada ser, independentemente das circunstâncias externas. Em um mundo repleto de ruídos e distrações, a capacidade de ouvir a si mesmo torna-se um ato revolucionário, um grito moderado de resistência contra a superficialidade.

A jornada em direção à autoaceitação é um caminho libertador; nele, a beleza do ser se revela em sua plenitude. O valor de uma vida não está atrelado ao reconhecimento alheio, mas à profundidade da conexão consigo mesmo. E assim, ao abraçar o silêncio, uma nova realidade se desdobra: a paz interior se transforma em força, guiando cada passo em direção a um futuro no qual a autenticidade esplende mais intensamente do que qualquer aplauso.

Quando encontramos o silêncio dentro de nós, descobrimos que somos capazes de cultivar um jardim interno, onde florescem a compaixão e da sabedoria. A verdadeira beleza da vida não é medida pelo que conquistamos, mas pela conexão genuína que estabelecemos conosco e com o mundo ao nosso redor.

Aqui, cabe salientar que o silêncio e a apatia, embora muitas vezes confundidos, são estados de ser que merecem distinção. O silêncio é uma escolha consciente, um espaço de reflexão e introspecção que permite ao indivíduo conectar-se consigo mesmo e com o mundo ao seu redor. É um estado que pode ser produtivo, onde pensamentos e ideias se organizam, permitindo a criatividade florescer em ambientes que, por vezes, parecem caóticos.

Por outro lado, a apatia é a ausência de ação ou interesse, uma espécie de desconexão com a realidade que nos cerca. O silêncio pode ser um solo fértil para o crescimento pessoal e intelectual. A apatia é um deserto árido, onde as iniciativas e a curiosidade são sufocadas. É possível, então, ser extremamente produtivo em meio ao silêncio, transformando esse espaço em um laboratório de ideias e inovações.

O deboche da vida reside no fato de que, em um mundo repleto de vozes altivas que se elevam apenas para falar besteiras, o silêncio é uma forma de vigor. Às vezes, é mais sábio calar-se diante dos sonos desagradáveis de opiniões infundadas, em que a razão é frequentemente eclipsada pela necessidade de se fazer ouvir a qualquer custo. Para esses indivíduos, que acreditam ter sempre a resposta de tudo, o silêncio torna-se uma estratégia de preservação mental. Não vale a pena discutir com aqueles que, em sua insistência, só contribuem para o ruído do mundo. O melhor a fazer é calar-se e talvez até fingir demência, navegando em meio ao barulho com uma serenidade muda até chegar o momento em que os barulhentos atirem no próprio pé. Mais cedo ou mais tarde, eles atiram.

13

Entre pílulas e pressões: o labirinto da alma contemporânea

As pessoas se movem apressadamente no mundo contemporâneo sempre velozes, inquietas. O ritmo acelerado do cotidiano se tornou um mantra. A pressão se intensifica. A vida moderna, marcada por compromissos e expectativas, transforma o simples ato de viver em uma corrida sem fim. O que deveria ser um caminho repleto de possibilidades acaba se transformando numa trilha repleta de obstáculos emocionais, onde a busca pela felicidade é frequentemente substituída pelo desejo de simplesmente não sentir.

O filósofo Søren Kierkegaard, em suas reflexões sobre a angústia, nos ensina que essa emoção é parte intrínseca da condição humana. Para ele, a angústia não é apenas dor, mas também a liberdade de escolha diante do abismo das possibilidades. Contudo, o que observamos é uma sociedade que escolhe anestesiar essa angústia com medicamentos. Vivemos uma época em que a farmacopeia se tornou o novo consolo existencial. Remédio para dormir, remédio para acordar, remédio para ter um desempenho sexual adequado, remédio para estudar, remédio para se concentrar. Uma palete de pílulas que prometem aliviar a dor da existência, mas que, em última análise muitas vezes, apenas a agravam.

O Brasil, com sua elevada taxa de ansiedade, torna-se um microcosmo dessa realidade. Estudos revelam que é um dos países que mais consome Rivotril, um tranquilizante que, em sua essência, deveria ser uma solução temporária, mas se tornou um elo permanente na cadeia de dependência da sociedade. Ao invés de buscarmos a raiz de nossos desconfortos, preferimos a facilidade efêmera de uma cápsula que promete silenciar a mente e suavizar o coração.

Nietzsche, em sua crítica à moralidade contemporânea, nos advertia sobre o perigo de nos tornarmos "pálidos e sem vida". Para ele, a vida, em toda a sua profundidade e intensidade, exige enfrentamento e dor. A dependência de substâncias para suportar a existência reflete exatamente o contrário: uma tentativa de eliminar o desconforto que, paradoxalmente, é a chave para o crescimento. A sociedade atual, em sua busca por produtividade e perfeição, transformou-se em uma máquina de pressão, onde a performance se sobrepõe à saúde mental.

O que aconteceu com os momentos de pausa, as reflexões profundas, a capacidade de simplesmente ser?

Nos tempos antigos, aqueles que apresentavam sinais de angústia ou tristeza eram rotulados como "loucos" ou como pessoas com "problemas de nervos". Hoje, no entanto, a normalidade é medicá-los. Crianças já chegam às salas de aula, no mínimo, com diagnósticos de Transtorno do Déficit de Atenção com Hiperatividade (TDAH), como se a essência da infância – a curiosidade, a energia, a inquietude – tivesse se tornado insuportável sem uma dose de farmacologia. Ao mascararmos a complexidade da mente com diagnósticos rápidos e soluções químicas, esquecemos que a essência humana é caótica, imperfeita e, acima de tudo, resiliente. O que se perdeu nessa transição? O que abandonamos ao preferirmos a química ao contato humano e ao diálogo?

A reflexão é dolorosa e necessária. A saída desse ciclo interminável de angústia e pressão reside na redescoberta dos prazeres simples da vida. Viktor Frankl, em sua obra *Em busca de sentido*, defende que mesmo nas piores circunstâncias é possível encontrar significado. Ele propõe que a verdadeira cura vem de nos conectarmos com algo maior: um propósito, um amor, ou até mesmo uma tarefa que transcenda o sofrimento. Talvez, então, seja hora de olhar para dentro e resgatar o que nos torna humanos: a capacidade de sentir, sofrer, refletir e, finalmente, renascer.

A prática da atenção plena, a conexão com a natureza, a arte de ouvir e ser escutado, o cultivo de relacionamentos significativos – essas são as verdadeiras terapias que podem nos libertar do ciclo vicioso da busca por alívio imediato. É no simples ato de observar uma árvore balançar ao vento, de ouvir o riso de uma criança, ou de compartilhar um silêncio confortável com alguém querido que a vida reencontra seu eixo.

Talvez a saída esteja em abraçar a imperfeição que nos torna humanos. Em vez de buscar a pílula mágica que promete a felicidade instantânea, que tal nos permitirmos sentir, errar e aprender?

O poeta Rainer Maria Rilke nos lembra: "Que todas as coisas terríveis sejam encaradas como algo que precisa de nosso amor". A dor e a angústia, em vez de inimigas a serem eliminadas, podem ser vistas como mestras que nos ensinam a viver com mais profundidade.

E assim, encontramos uma ironia sutil: enquanto no passado a angústia era um sinal de loucura, hoje a normalidade é viver medicado. O que muda, então, no âmago da experiência humana? A resposta, quem sabe, resida na capacidade de olhar para nosso interior e encontrar, na vulnerabilidade, um espaço para a verdadeira força. Afinal, não são as cicatrizes que nos tornam humanos?

As cicatrizes, essas marcas do tempo e da dor, são testemunhos de nossa coragem de enfrentar a vida de frente. Como disse Leonard Cohen, cantor, compositor, poeta e escritor canadense, na canção Anthem: "Há uma rachadura em tudo. É assim que a luz entra". Não são essas rachaduras, essas imperfeições, que permitem que a luz da experiência e do aprendizado brilhe através de nós?

Enquanto o mundo corre, talvez a verdadeira revolução seja desacelerar. Talvez a resposta para o labirinto da alma contemporânea não esteja em fugir da dor, mas em abraçá-la. Afinal, são os becos escuros e as encruzilhadas que nos levam a paisagens inesperadas. E, às vezes, o maior consolo é perceber que, mesmo em meio ao caos, carregamos dentro de nós a capacidade de encontrar o caminho.

ADIAMOS CONVERSAS, POSTERGAMOS VIAGENS, GUARDAMOS PLANOS EM GAVETAS EMPOEIRADAS, ENQUANTO O RELÓGIO AVANÇA. É UMA TRAGÉDIA COTIDIANA.

14

O caixão não tem bolsos: um convite à vida

Dizem que o homem é o único animal que tem plena consciência de sua finitude, e talvez por isso mesmo seja o único a gastar tanto tempo tentando ignorá-la. A morte, silenciosa e inevitável, assombra a existência como uma sombra que cresce com o pôr do sol. Para Epicuro, "a morte nada é para nós, pois enquanto existimos, ela não está presente, e, quando está, já não existimos". Ainda assim, é no vislumbre de seu rosto invisível que a vida ganha contornos mais nítidos, como um quadro que se revela diante da moldura do vazio.

Pensar na morte é desconfortável. Ela não pede licença, não respeita agendas nem projetos. Pode surgir amanhã ou nos conceder um século de prorrogação, mas sua visita é sempre certa. Como proferiu Michel de Montaigne, filósofo francês, "meditar sobre a morte é meditar sobre a liberdade". Ao aceitar a morte como parte da vida, tornamo-nos mais livres para valorizar o que há entre o nascer e o morrer.

Quantos de nós não vivem como se o tempo fosse infinito? Adiamos conversas, postergamos viagens, guardamos planos em gavetas empoeiradas, enquanto o relógio avança. É uma tragédia cotidiana. Talvez porque, como afirmou o filósofo Martin Heidegger, somos "seres para a morte", mas escolhemos fingir que não somos. Esquecemo-nos de que o amanhã é apenas uma hipótese, e que o único dia garantido é o de hoje.

Vejamos um exemplo simples: um pai que trabalha incansavelmente para garantir o futuro dos filhos, mas se ausenta do tempo presente deles. Quando finalmente se aposenta, os filhos já cresceram, e os momentos que poderiam ter sido compartilhados ficaram perdidos no passado. O poeta Horácio nos aconselha: *Carpe diem* – colha o dia. Não significa abandonar o planejamento ou a responsabilidade, mas viver com a consciência de que cada instante é único, irrepetível, e merece ser vivido plenamente.

É claro que pensar na morte é também pensar no que deixaremos para trás. Muitos acumulam bens, riquezas, *status*, como se essas posses fossem passaportes para a eternidade. Mas, como diz o provérbio popular, "o caixão não tem bolsos". Tudo o que acumulamos nesta vida – sejam objetos, títulos ou contas bancárias recheadas – ficará para trás. Isso não significa que poupar ou planejar financeiramente seja irrelevante; pelo contrário, ter uma base sólida permite que vivamos com mais liberdade. Uma boa educação financeira não é um luxo, mas uma ferramenta para desfrutar os momentos sem a angústia da sobrevivência. Só que o dinheiro deve ser um meio, nunca um fim.

Imagine um viajante que carrega na mala apenas o essencial. Ele sabe que quanto mais leve a bagagem, mais longe pode ir e mais livre será sua jornada. Essa deveria ser nossa relação com o acúmulo. Aproveitar a vida não é sinônimo de esbanjamento ou irresponsabilidade, mas de sabedoria em distinguir o que realmente importa. O que leva à pergunta: O que, afinal, importa?

Para alguns, são as pequenas coisas: uma conversa à mesa, o riso de um amigo, o pôr do sol que parece pintar o céu de fogo. Para outros, são os grandes marcos: formar-se, construir uma família, deixar um legado. Seja como for, é necessário lembrar que tudo o que fazemos, sonhamos ou desejamos está limitado pelo tempo. A morte, longe de ser um inimigo a temer, pode ser uma conselheira. Ela nos lembra que a vida é um empréstimo, e que devemos usá-lo com sabedoria e gratidão.

Por isso, o melhor é guardar dinheiro, planejar, mas não deixar de viver. Comer aquela sobremesa, tirar aquele dia de folga, viajar para onde o coração mandar. No fim, o saldo mais importante não será medido pelo extrato bancário, mas pelas memórias que colecionamos, os amores que cultivamos e os momentos que verdadeiramente vivemos.

Quando a morte chegar, ela não perguntará quanto acumulamos, mas sim o que fizemos com o tempo que nos foi dado.

15

A pressa de registrar a eternidade

O mundo contemporâneo é um labirinto de telas e notificações que ecoam como sirenes chamando-nos para longe do agora. Vivemos um paradoxo cruel: quanto mais conectados parecemos, mais alienados nos tornamos do presente. O filósofo Byung-Chul Han, em sua análise do tempo moderno, alerta para a crise da atenção. Para ele, vivemos na era da hipertransparência, onde tudo precisa ser visível, registrado e compartilhado. Mas essa transparência nos rouba a profundidade, o mistério, o sentido.

Tomemos o turismo como metáfora deste vazio. Um ato que deveria ser um encontro íntimo com o desconhecido tornou-se um desfile de imagens capturadas. Frente a uma paisagem que deveria nos roubar o fôlego, o impulso é não se deixar perder naquele instante, mas garantir que ele seja imortalizado em *pixels*. Jean Baudrillard já advertia sobre a *simulacra*: uma realidade substituída por representações que, ironicamente, têm mais valor do que a coisa em si. Estamos diante da Torre Eiffel, mas a fotografia dela no Instagram parece mais real que a estrutura de ferro que se ergue imponente à nossa frente.

Admirar tornou-se obsoleto; o essencial agora é produzir. Desconectamos nosso olhar do mundo para conectá-lo à lente de um dispositivo. A gratidão pelo instante dá lugar à ansiedade de escolher o filtro correto. Qual é o ângulo que provocará mais curtidas? Qual legenda sintetiza, com perfeição, a profundidade de uma vivência que não tivemos tempo de realmente experimentar?

Turistas modernos – ou talvez devêssemos chamá-los de "cronistas digitais" – correm de um monumento a outro, não para absorver cultura, mas para acumular conteúdo. A autenticidade das experiências é sacrificada no altar da aprovação alheia. Isso evoca as palavras de Zygmunt Bauman: "Estamos em uma modernidade líquida, onde até as viagens se dissolvem em momentos efêmeros, incapazes de criar raízes em nossa memória".

Essa obsessão por documentar reflete algo mais profundo, revela uma dificuldade de lidar com a impermanência. Se não registramos, se não publicamos, é quase como se o momento não tivesse acontecido. Na era da hiperexposição, a vida sem testemunhas parece não ter valor. Talvez, no fundo, a busca incessante por capturar tudo seja um esforço desesperado de prolongar o efêmero, de resistir à passagem inevitável do tempo.

Mas há um custo nessa tentativa. Quanto mais ocupados estamos em preservar o momento, menos o vivemos. O pôr do sol que poderia tocar nossa alma, o som do vento atravessando montanhas, o cheiro da chuva em uma rua de paralelepípedos... tudo isso se dilui no gesto mecânico de enquadrar, capturar e postar.

E se abandonássemos o filtro? E se permitíssemos que o momento fosse fugaz, sem tentar aprisioná-lo? Talvez a resposta esteja em recuperar uma dimensão perdida: a contemplação silenciosa. Contemplar é um ato revolucionário nos dias de hoje, porque exige pausa, exige presença. E isso é difícil em uma sociedade que recompensa somente a produtividade, seja ela física ou digital.

Han chama a atenção para a diferença entre o "fazer" e o "deixar acontecer". O primeiro é ativo, ansioso, forçado. O segundo é receptivo, pleno, leve. Sentar-se diante de uma paisagem e não fazer nada além de senti-la é um ato de resistência contra o ritmo acelerado do mundo moderno.

No fim das contas, a vida não é uma galeria de fotos, mas uma sequência de instantes que nos moldam por dentro. É possível que os momentos mais significativos jamais apareçam em uma postagem, porque pertencem apenas a nós. Eles são como as árvores no fundo de uma floresta densa: invisíveis a quem passa rápido demais, mas fundamentais para a beleza do todo.

O convite, então, não é para rejeitar a tecnologia ou as redes sociais, mas para redefinir nossa relação com elas. Que tal experimentar a radicalidade de um instante não capturado? Respirar fundo, olhar ao redor e guardar o momento apenas na memória, sem filtros, sem legendas, sem validação externa.

Como lembrava Clarice Lispector: "A vida é tão rara". Rara e breve, como o sopro de um vento que nos toca e segue adiante. Talvez a grande sabedoria esteja em aprender a abraçar esse sopro, sem tentar retê-lo, mas deixando-o transformar-nos no silêncio de sua passagem.

16

A frieza das estatísticas e o calor dos corações

No imenso universo da experiência humana, andamos entre as friezas dos números e a profundidade dos sentimentos, como um barco à deriva em um mar de incertezas. Os números, com sua precisão matemática, oferecem uma sensação de controle, uma ilusão de segurança. Nas palavras de Blaise Pascal, matemático, escritor, físico, inventor, filósofo e teólogo francês, "o coração tem razão que a própria razão desconhece", e é essa razão desconhecida que nos leva a questionar: Como podemos medir o que é imensurável?

As estatísticas, frias e distantes, são como um espelho que reflete apenas uma parte da verdade, a parte que se pode contar, classificar e analisar. Elas falam de médias, desvios, padrão e probabilidades, mas não conseguem capturar a essência do amor, da dor, da alegria ou da tristeza. Números são apenas sombras do que se passa em nossos corações, ecos de experiências vividas que não podem ser contabilizadas.

Imaginemos um amor. Pode um cálculo preciso descrever a intensidade de um olhar apaixonado ou a doçura de um toque? A filósofa Simone de Beauvoir nos lembra que "não se nasce mulher, torna-se mulher", e assim, não se nasce amante, torna-se amante. O amor é uma construção, uma obra-prima feita de sentimentos, memórias e promessas, e cada um desses elementos é um fragmento de uma realidade que os números não conseguem abranger.

Os sentimentos humanos são como um vasto campo de flores, cada uma com sua cor, forma e perfume únicos. Enquanto os números se limitam a somar e subtrair, os sentimentos florescem em uma infinidade de nuances que desafiam qualquer tentativa de categorização. É como tentar descrever uma sinfonia em palavras: as notas podem ser transcritas, mas a emoção que ecoa no coração do ouvinte, essa escapa ao alcance de qualquer equação.

Mas o que dizer dos que se entregam aos números? Aqueles que encontram na lógica e nas fórmulas a segurança que o coração não pode oferecer? Seria possível que, ao se enamorar das estatísticas, estivessem eles, de alguma forma, se afastando da beleza caótica da vida? Como diria Dostoiévski, "a beleza salvará o mundo", mas que beleza é essa que se encontra em tabelas e gráficos frios?

Imaginemos um indivíduo que, em vez de sentir, prefere calcular, que troca o calor de um abraço pelo toque frio em uma calculadora. O que pensar de alguém que se perde em meio a percentuais e médias? Pode-se dizer que essa pessoa é estranha, não por sua escolha, mas pela escolha de ignorar a dança dos sentimentos que permeiam a existência. Afinal, a vida, com toda a sua complexidade, é feita de encontros e desencontros, de sorrisos e lágrimas, de esperanças e desencantos.

Schopenhauer, o grande pessimista, certa vez afirmou que "o destino baralha as cartas, e nós jogamos". Mas, pergunto: O que acontece quando alguém insiste em jogar apenas com as cartas marcadas pelos números? Talvez conquiste uma vitória previsível, mas certamente nunca experimentará a vertigem do inesperado, o êxtase do risco, o desespero da perda. Viver é mais do que calcular probabilidades; é se lançar na incerteza, é permitir que o coração pulse em sua plena intensidade, mesmo sabendo que pode ser partido.

E assim, quando olhamos para o horizonte da existência, percebemos que quem se apega demais às fórmulas e estatísticas, no mínimo, pode ser considerado uma pessoa estranha. Pois é na beleza do ser, na imensurabilidade dos sentimentos e na dança dos corações pulsantes que encontramos a verdadeira essência da vida. Enquanto os números podem nos oferecer previsões e análises, é a emoção que nos conecta, que nos faz humanos e que desafia quaisquer tentativas de contagem.

E sobre esse tema, a inteligência artificial, essa maravilha da tecnologia que pode calcular bilhões em um piscar de olhos, analisar dados com a precisão de um cirurgião e até mesmo prever o tempo, quando se trata de sentimentos, ela ainda está a anos-luz de distância. Afinal, como poderia uma linha de código compreender a complexidade de um coração partido ou a euforia de um amor recém-descoberto?

É mais fácil para um robô contar quantas vezes alguém sorri em um dia do que entender por que os sorrisos podem esconder uma lágrima. E se um algoritmo pudesse compor uma música perfeita, ela ainda seria incapaz de provocar o arrepio que sentimos ao ouvir uma melodia que, inexplicavelmente, fala à nossa alma.

Em última análise, a frieza dos números e a complexidade dos sentimentos são dois mundos que coexistem, mas que nunca se encontrarão plenamente. Assim, seguimos entre a lógica e a paixão, entre a razão e a emoção, em busca de um equilíbrio que, talvez, nunca possamos alcançar.

A grande ironia é que, mesmo com todo o avanço tecnológico, os sentimentos permanecem como o último refúgio do humano, um mistério que resiste ao progresso. E isso é um alívio. Pois, se algum dia conseguíssemos traduzir completamente a essência de um coração humano em números, o que nos restaria? Apenas o vazio de uma perfeição sem alma, uma beleza estéril e sem significado.

Que continuemos, então, a errar, a sentir, a amar. Porque sabemos que é no calor do coração que reside o que nos torna vivos – e nenhuma máquina jamais poderá tocar nisso.

ASSIM, NA BUSCA PELO QUE REALMENTE IMPORTA, UMA PERGUNTA PERSISTE NO AR: ESTAMOS REALMENTE VIVENDO, OU APENAS EXISTINDO EM UMA CORRIDA INTERMINÁVEL POR VALIDAÇÕES VAZIAS?

17

Onde o coração encontra paz

As ruas das grandes cidades pulsantes se movem em um ritmo frenético, um caos que se tornou o cotidiano para muitos. O barulho incessante dos motores, o grito agudo das sirenes e a urgência das pessoas que correm, muitas vezes sem saber exatamente para onde, tudo isso compõe uma sinfonia dissonante que ressoa nas almas inquietas de um mundo cada vez mais desconectado de suas próprias essências e valores.

Em meio a essa confusão avassaladora, uma inquietude sutil começa a se espalhar como uma brisa suave em um dia quente de verão: a consciência crescente de que a vida entre o concreto e o asfalto não é a única opção disponível. Este êxodo urbano, como descrevem diversos autores contemporâneos, reflete não apenas uma busca por qualidade de vida, mas também um anseio por um retorno às raízes, um reencontro com aquilo que realmente importa e que muitas vezes é negligenciado na correria do dia a dia.

Nos últimos anos, pensadores e escritores como Richard Louv e Michael Pollan têm explorado a importância vital do contato com a natureza e a conexão com a terra. Eles ressaltam como o simples ato de cultivar uma horta ou até mesmo respirar ar puro pode servir como um antídoto poderoso contra o estresse e a alienação que dominam as metrópoles. A natureza, portanto, não é apenas um cenário de fundo em nossas vidas, mas sim um remédio que cura as feridas invisíveis da modernidade, trazendo equilíbrio e renovação.

O silêncio do interior, frequentemente subestimado em meio à agitação das cidades, transforma-se em uma sinfonia reconfortante, em que o canto dos pássaros e o farfalhar das folhas substituem o barulho ensurdecedor da vida urbana. Ali, o tempo parece desacelerar, e cada momento se torna uma oportunidade de apreciação genuína. A vida rural oferece um convite à contemplação, proporcionando um espaço onde a alma pode respirar e se reabastecer, longe das distrações e pressões do cotidiano.

Recentemente, um estudo publicado no periódico *Environmental Health Perspectives* destacou que viver próximo à natureza na vida adulta pode reduzir a velocidade da perda cognitiva na velhice. Os resultados foram ainda mais expressivos em locais de baixo índice socioeconômico, sublinhando a importância das áreas verdes como um fator ambiental essencial na prevenção do declínio mental. Os autores da pesquisa notaram que o contato com a natureza está associado a menores taxas de depressão, um fator de risco significativo para demência. Além disso, as áreas verdes promovem oportunidades valiosas para a prática de atividades físicas, fortalecem conexões sociais e ajudam a mitigar o estresse acumulado.

Enquanto os centros urbanos oferecem uma miríade de oportunidades de emprego e crescimento profissional, também trazem consigo a desumanização. A luta diária para se deslocar entre o trabalho e a casa, os custos exorbitantes do aluguel e as interações superficiais se tornam um fardo que muitos estão decidindo abandonar. A vida na cidade, em sua frenética busca por sucesso, frequentemente se revela um labirinto sem saída e o contentamento parece ser apenas um eco distante, quase utópico.

No interior, por outro lado, as pessoas redescobrem o prazer de viver longe da confusão e da agitação. A segurança e a tranquilidade se tornam privilégios acessíveis, e a vida flui em um compasso mais harmonioso e natural. As manhãs são preenchidas com o canto alegre dos pássaros, enquanto as noites são enfeitadas pela dança suave das estrelas, criando um ambiente propício para a ponderação.

Com a globalização, viver no campo não significa mais estar isolado do mundo moderno. A tecnologia se transforma em uma aliada valiosa, permitindo que aqueles que optaram por um estilo de vida mais simples ainda permaneçam conectados ao que acontece ao seu redor. Reuniões por videoconferência e redes sociais se tornam a ponte entre a vida rural e as grandes cidades, possibilitando que o campo se transforme em uma extensão da vida contemporânea, mas com uma qualidade de vida incomparável.

E, ironicamente, ao final desse caminho de redescoberta, muitos percebem que uma casa no campo, rodeada pela natureza exuberante, pode ser dez vezes melhor do que um apartamento de dois milhões, onde cada parede de gesso ecoa até o som da descarga do vizinho. O verdadeiro luxo, afinal, reside na escolha de viver com significado, longe do frenesi urbano e das interações insuportáveis que muitas vezes nos cercam.

"Farei isso ao me aposentar", penso comigo mesmo, sonhando acordado com a possibilidade de um futuro mais pleno. "Pretendo que seja cedo." E então, com um sorriso, imagino o dia em que jogarei meu iPhone no mar, o mais distante possível, desafiando as regras da sustentabilidade, mas me libertando da obsolescência programada que me aprisiona em um ciclo de consumo sem fim.

"Fod*a-se, Apple!." A verdadeira autonomia está na simplicidade e na autenticidade de viver em harmonia com tudo o que nos rodeia.

Assim, na busca pelo que realmente importa, uma pergunta persiste no ar: estamos realmente vivendo, ou apenas existindo em uma corrida interminável por validações vazias? O que escolheremos – a serenidade da natureza ou o frenesi das grandes cidades?

Façam suas escolhas!

18

Quem inventou o amor?

Em uma manhã nublada, Aloísio, um advogado de 70 anos de idade, subiu no terraço do antigo prédio de 23 andares que abriga seu escritório na Avenida Salgado Filho, em Porto Alegre, Paraná, Brasil. Puxou uma cadeira velha, de metal, desgastada pelo tempo, e sentou-se. O aroma do café passado, na xícara que ele segurava com as duas mãos, preenchia o ar enquanto observava o movimento da cidade abaixo. Os rostos apressados e as vozes que se entrelaçavam pareciam contar histórias de amor e desamor. Naquela tranquilidade momentânea, Aloísio decidiu que era hora de refletir sobre um tema que o intrigava desde criança: quem teria inventado o amor?

Se existisse um inventor do amor, Aloísio o imaginava como um alquimista, capaz de transformar a solidão em companhia, ou um poeta que tece versos em cada batida do coração. Em sua mente, essa força indomável e multifacetada não poderia ser reduzida a uma única definição ou criador. O amor se revelava como uma tapeçaria de experiências humanas, repleta de nuances, dramas e alegrias.

O amor é uma tempestade que se forma no horizonte, uma mistura de nuvens escuras e raios de Sol. Ao longo de sete décadas, Aloísio conheceu as tempestades e os dias ensolarados que essa emoção traz. A perda de sua esposa, vítima de um câncer de mama, 20 anos atrás, foi um dos momentos mais sombrios de sua vida. Os anos de solidão que se seguiram foram desafiadores. Mas, agora, ao olhar para o rosto de sua nova companheira, descoberta em um aplicativo de namoros para pessoas idosas, indicado por seus filhos, ele sentiu que o amor poderia ser, novamente, uma luz em seu caminho.

Pensou, por um momento, nas alegrias que o amor proporciona. O toque suave de uma mão entrelaçada, os risos compartilhados em momentos de simplicidade, a sensação de que o tempo se detém quando se está ao lado de alguém especial. O amor, para Aloísio, era a razão pela qual ele, agora, redescobria a beleza da vida. Era a chama que iluminava seus dias, a certeza de que, mesmo nas noites mais frias, havia um coração que batia em sintonia com o seu.

Lembrou-se de Luís Vaz de Camões:

> "Amor é fogo que arde sem se ver,
> É ferida que dói e não se sente;
> É um contentamento descontente,
> É dor que desatina sem doer".

Sim, o amor é um paradoxo. Ao mesmo tempo em que aquece, também pode consumir. É bálsamo e ferida, conforto e inquietação.

Aloísio também se lembrou de outros pensadores. Platão, em *O Banquete*, descreve o amor como a busca pela completude. Somos, segundo ele, almas partidas, que vagam pelo mundo em busca de nossa outra metade. Essa visão romântica ressoava em Aloísio, mas ele também reconhecia que o amor, em sua essência, é mais do que busca ou completude... é criação. Criamos laços, memórias, cumplicidade. Criamos significado em um mundo que tantas vezes parece desprovido de propósito.

Pensou também nas palavras de Nietzsche, que dizia que o amor verdadeiro exige coragem. Para Nietzsche, amar é expor-se ao risco de sofrer, de perder, de ser rejeitado. E Aloísio sabia disso. Ele sentira na pele as dores e os êxtases do amor. Mesmo assim, ali estava ele, com 70 anos, disposto a recomeçar, a mergulhar novamente nesse oceano de incertezas.

Entretanto, sabia que o amor é um campo de batalha. As ansiedades surgem como tempestades em um céu azul, levando consigo a paz. O medo do abandono o assombrava, as inseguranças de alguém que recomeça a amar, e a pressão social que, muitas vezes, transforma um sentimento puro em um fardo. Ele se lembrava das tragédias amorosas que tinha ouvido durante sua vida, aprendendo que o amor pode ser um jogo arriscado, no qual as perdas são inevitáveis e as cicatrizes se tornam parte da narrativa.

O que dizer dos sorrisos? Os sorrisos de um amor recém-descoberto, aqueles que iluminam rostos e aquecem corações, agora faziam parte de seu cotidiano. O sorriso de um reencontro, que dissolve anos de separação em um instante, se tornava uma nova melodia em sua vida. O amor o ensinou a rir de si mesmo, a encontrar beleza nas imperfeições e a valorizar os momentos efêmeros que se transformam em memórias eternas. Cada sorriso era um testemunho do poder do amor, um lembrete de que, mesmo nas adversidades, sempre há espaço para a alegria.

Enquanto Aloísio refletia sobre quem poderia ter inventado o amor, ele se deparou com uma ironia inquietante: se o amor é tão sublime e vital para a experiência humana, por que ainda lutamos tanto por ele? Por que a história da humanidade é marcada por tanto sofrimento em nome do amor? Essa emoção, que deveria ser abrigo, muitas vezes se transforma em campo minado, onde cada passo em falso pode ser fatal.

A questão persistia: quem realmente inventou o amor? Seria um deus romântico, um caprichoso artista ou, talvez, a própria humanidade, em sua busca incessante por significado? A ironia é que, enquanto tentamos desvendar os mistérios do amor, nos tornamos mais conscientes de que somos os próprios criadores de nossa experiência amorosa. Cada história de amor, cada riso, cada lágrima, é um testemunho da nossa capacidade de amar e de nos deixar amar.

Para aqueles que nunca descobriram o amor, a vida se torna uma comédia de erros. Aqueles que passam os dias sem sentir a eletricidade de um olhar, sem o calor de um abraço, são os verdadeiros azarados da existência! Mas Aloísio sabia que não se deve entrar em desespero. Sempre há tempo. Sempre há alguém, seja nas ruas movimentadas de Porto Alegre, São Paulo,

Rio de Janeiro ou nas montanhas geladas da Patagônia, que pode ser a chave para abrir essa porta mágica chamada amor.

O amor, caros leitores, é a luz que transforma cada suspiro em um poema silencioso, é onde os corações dançam em harmonia sob a sinfonia do tempo.

E quem sabe, um dia, até mesmo o mais azarado pode tropeçar em um sentimento que faça seu coração disparar. Porque, no final das contas, a vida está sempre pronta para nos surpreender – mesmo que seja com um amor que aparece bastante atrasado, como um ônibus em dia de muita chuva.

19

Reflexões sobre o cansaço do ser

Na aceleração do século XXI, as pessoas se movem como sombras, cada uma presa em sua própria rotina, em um ciclo interminável de obrigações e expectativas. O homem moderno, em sua busca incessante por produtividade, tornou-se um mero espectador de sua própria vida, arrastando-se entre compromissos e responsabilidades, como um barco à deriva em um mar de indiferença. O cansaço lhe pesa nos ombros, e, em um momento de exaustão extrema, uma frase se torna seu mantra: "Tá bom".

Essa expressão, simples e despretensiosa, surge como um escudo contra a intimidação que o mundo parece incessantemente lhe impor. Quando a pressão do trabalho se acumula, e alguém tenta desafiá-lo, ele responde com um "tá bom", não porque concorde, mas porque a luta já não vale a pena. É como se tivesse se rendido a uma realidade que não aceita mais discutir, como um filósofo que se depara com a futilidade de sua própria retórica. "O que é a verdade senão um conjunto de narrativas que se entrelaçam?" Poderia refletir, na linha de Nietzsche, que afirmava que a vida é uma eterna busca por significados em meio ao caos.

Ao voltar para casa após um dia extenuante, o homem se vê em um silêncio opressivo. O lar, que deveria ser um refúgio, transforma-se em um campo de batalha interno. O desejo de dormir torna-se um luxo inatingível, pois as angústias da mente o mantêm acordado. Muitas vezes, somente os psicotrópicos salvam. Os pensamentos são como sombras que dançam nas paredes, sussurrando incertezas e medos, um lembrete cruel de que a exaustão não é apenas física, mas uma batalha emocional.

E assim, ele se pergunta: "Para que me importar?". As obrigações, os compromissos, as expectativas sociais se tornam um fardo insuportável. O eco de uma voz interior, semelhante à de Epicuro, ressoa: "*A vida é uma luta, e a única felicidade é a ausência de dor*". O homem, ao aceitar essa realidade, decide que se importar não traz alívio, mas sim mais sofrimento. O mundo é um palco em que todos atuam, mas ele já não se sente parte desse espetáculo. A apatia se transforma em sabedoria amarga, e a vontade de debater sobre trivialidades se esvai. Conversas superficiais sobre política, moda ou tecnologias emergentes são ignoradas como se fossem ecos de uma sinfonia desafinada.

A frase de Kafka, um dos escritores mais influentes da literatura ocidental, também surge em sua mente: "A vida moderna se assemelha a um tribunal kafkiano, onde ninguém sabe ao certo por que está sendo julgado, mas todos são culpados de algo". As engrenagens invisíveis da burocracia, das expectativas sociais e da busca incessante pelo sucesso esmagam qualquer tentativa de questionamento ou resistência. E, diante disso, o "tá bom" surge não como conformismo, mas como um grito silencioso de resistência contra um sistema que desumaniza.

À medida que os dias se tornam semanas e as semanas meses, o ser humano amadurece em sua apatia. Ele percebe que não tem o poder de mudar o mundo. As esperanças de ser um agente transformador dissipam-se como fumaça ao vento. A vida se revela um ciclo de repetição, e cada tentativa de revolução parece ser engolida por uma máquina impiedosa que não se importa com a individualidade. Em um momento de lucidez, ele se lembra de Camus, que disse: "A luta em si é suficiente para preencher um coração humano". E, assim, ele encontra uma estranha paz em sua impotência.

No entanto, essa aceitação não vem sem um custo. O ser humano observa a vida passar, e, em sua solidão, começa a entender que, mesmo em meio ao caos, há beleza. A fragilidade do ser humano não é uma fraqueza, mas uma força. Ao reconhecer suas imperfeições e ansiedades, ele percebe que a verdadeira liberdade reside na capacidade de ser vulnerável. Em um mundo que exalta a eficiência, a autenticidade se torna um ato revolucionário.

Lembrou-se de Hannah Arendt, que escreveu sobre a "banalidade do mal". Talvez, pensou ele, o verdadeiro perigo não esteja na grande tragédia, mas na rotina que nos anestesia. A apatia pode ser um refúgio, mas também pode ser uma armadilha, uma morte em vida. E, ao reconhecer isso, ele se permite lutar, mesmo que seja apenas contra o próprio cansaço.

Em meio ao turbilhão da rotina, ele começa a encontrar pequenas alegrias. Um pôr do sol, um sorriso despretensioso, o cheiro da chuva que se aproxima. Essas experiências, antes despercebidas, agora se tornam momentos de respiro. O cansaço não desaparece, mas se transforma em um companheiro que ensina a apreciar a simplicidade da vida. O ser humano aprende que não precisa ser uma máquina, mas pode ser um ser humano pleno, com defeitos e ansiedades, algo que parece ser proibido nos dias atuais.

Às vezes, ele ainda se vê preso em pensamentos sombrios, mas agora sabe que essa luta faz parte da condição humana. Como disse Sartre: "Estamos condenados à liberdade". E essa liberdade, embora assustadora, é também uma oportunidade de abraçar a vida em sua totalidade. Ele começa a entender que a vida não é uma corrida em direção ao sucesso, mas um caminho repleto de desvios, surpresas e, principalmente, aprendizados.

No final, o ser não apenas existe; ele vive. E ao descobrir a liberdade de ser imperfeito, ele finalmente encontra seu lugar no vasto e intrincado mosaico da vida. O silêncio que antes parecia opressivo agora é um espaço sagrado de reflexão. Ele não é mais uma máquina, mas um ser humano, com suas próprias complexidades, emoções e histórias para contar.

Quem sabe, ao compartilhar essa jornada, ele inspire outros a também se libertarem das correntes que os prendem, criando um eco de genuinidade e conexão em um mundo que, muitas vezes, parece estar em descompasso.

Com isso, entre o silêncio e o ruído da vida moderna, nasce uma nova esperança – a esperança de que, ao aceitarmos nossa vulnerabilidade, possamos nos reconectar com a essência do ser humano e celebrar a beleza da existência, mesmo em meio ao caos.

E, se tudo der errado, apenas diga, com toda franqueza do mundo: "Tá bom".

O MUNDO É SELVAGEM.

20

Não acredite muito na humanidade

Não acredite muito na humanidade. Ou, então, acredite até a página dois, se for muito otimista. Com o passar dos anos, você percebe que as pessoas estão muito mais preocupadas com o seu próprio umbigo, com praias paradisíacas e hotéis caros, embora possam postar nas redes sociais que são defensoras dos oprimidos e estão sensibilizadas com as criancinhas que morrem de fome em Gaza.

O mundo é selvagem. As civilizações, volta e meia, são dizimadas. Crianças são estupradas por padres. Mulheres são assediadas por ministros paladinos da moralidade e assim por diante. Neste mundo contemporâneo, em que a superficialidade reina absoluta, é quase um exercício de fé acreditar na humanidade.

Observamos um desfile interminável de indivíduos mais preocupados com a pose perfeita do que com ações concretas. Nas redes sociais, o espetáculo das aparências é um espetáculo grotesco, e a verdadeira essência do ser humano se dissolve em filtros e sorrisos ensaiados. É irônico, não?

Aqueles que mais se esforçam para brilhar nas telas são frequentemente os que devemos desconfiar. Recentemente, a maior tragédia climática já ocorrida no Rio Grande do Sul, em maio de 2024, serviu como um triste e revelador exemplo. Enquanto o povo clamava por ajuda, muitos influenciadores digitais se apresentaram como salvadores da pátria, prontos para ajudar. Mas, como era de se esperar, a realidade era bem diferente. Descobriu-se que, por trás das postagens ensaiadas e das promessas vazias, estavam verdadeiros picaretas desviando valores das doações. Um deles, inclusive, foi preso por cerca de seis meses. O salvador da pátria, possivelmente, deve ter "animado" o presídio com suas piadas sem graça e extremamente grosseiras. No mesmo período, agentes da Defesa Civil foram presos por desviar doações que seriam destinadas aos flagelados em uma das cidades devastadas. É uma mancha na história que nos lembra que, por mais que a sociedade avance, que existam pessoas com boas intenções, com a mão estendida para ajudar o próximo, os aproveitadores sempre encontrarão uma brecha para se infiltrar.

Sim, os picaretas sempre existiram. O que mudou? Apenas o palco. As redes sociais escancaram o que já era podre e mesquinho no ser humano. A hipocrisia e a ganância, antes camufladas, agora dançam em plena luz do dia, como se a moralidade fosse um acessório dispensável. O triste é que, nesse cenário, a solidariedade se tornou uma mercadoria, e a verdadeira ajuda, uma raridade.

A reflexão sobre a superficialidade do mundo contemporâneo nos leva a uma análise mais profunda do comportamento e das dinâmicas sociais que se desenrolam à nossa volta. Em um cenário onde as redes sociais se tornaram o palco principal da vida cotidiana, é fácil sucumbir à tentação de buscar validação através de curtidas e compartilhamentos. Essa busca incessante por reconhecimento transformou o que poderia ser uma ferramenta de conexão em um mecanismo de egoísmo exacerbado.

A noção de comunidade foi distorcida. Em vez de unir pessoas em torno de causas comuns, a virtualidade muitas vezes serve como um espelho que reflete apenas o que cada um deseja mostrar: uma vida perfeita, repleta de conquistas e felicidade. Contudo, essa fachada é, na maioria das vezes, uma ilusão que esconde a realidade de inseguranças, fracassos e uma solidão latente.

A superficialidade se torna um manto confortável que muitos vestem, mas que, na realidade, apenas acentua a desconexão humana. E o problema não reside apenas nas ações de alguns, mas na cultura que permite que isso aconteça. O culto à imagem, à aparência e à fama efêmera cria um ambiente onde a ética e a moralidade são frequentemente deixadas de lado em favor de *likes* e seguidores.

As consequências são profundas: a desconfiança se instala, a empatia se esvazia e a solidariedade se transforma em uma moeda de troca, ou seja, o que deveria ser genuíno se torna apenas mais uma performance em um *feed* de notícias. Assim, a mensagem que ressoa neste contexto é de que devemos ser cautelosos e críticos. A desconexão que sentimos não é apenas uma consequência do mundo digital; é um reflexo da escolha que fazemos sobre como nos relacionamos com os outros.

Pense nas guerras que devastam países inteiros, em que civis se tornam meros números em estatísticas de mortos e feridos. Em nome de ideais políticos ou religiosos, vidas são ceifadas sem compaixão, e o que resta é um rastro de destruição e sofrimento.

Pense também no filósofo Jean-Paul Sartre, que disse: "O inferno são os outros". Não porque sejamos intrinsecamente maus, mas porque nossa capacidade de infligir dor uns aos outros parece não conhecer limites.

Portanto, talvez a resposta esteja em nos voltarmos para dentro, em cultivar relações autênticas e em agir com integridade, mesmo quando o mundo ao redor parece estar de cabeça para baixo.

Diante de um mundo que parece ter esquecido o significado de compaixão, talvez a melhor estratégia seja olhar para dentro e garantir que, pelo menos em nosso pequeno espaço, devemos cultivar a bondade que tanto falta por aí. Não esperemos muito do mundo – ele já nos mostrou sua verdadeira face.

E assim seguimos, cada um por si, em meio ao caos das aparências. Em um universo que parece ter abandonado a humanidade, a autoconservação se torna o único ato de sanidade.

21

Conexões silenciosas

Hoje, enquanto me sento à mesa de um café acolhedor, observando o movimento frenético ao meu redor, uma pergunta inquietante ecoa em minha mente: quando deixaremos de ser meros conversantes no Instagram e começaremos a cultivar relações genuínas e significativas? As mesas estão repletas de clientes, mas a maioria das pessoas parece estar imersa em seus celulares, nossos rostos iluminados por telas que refletem uma realidade paralela, quase como se estivéssemos em um mundo dividido. Cada notificação que aparece na tela tem mais apelo do que a vida vibrante que se desenrola ao nosso redor. O aroma do café fresco, ricamente torrado, é quase um sussurro, perdido em meio a mensagens e curtidas, como se estivéssemos ignorando um presente que nos foi dado.

Bauman, em suas reflexões sobre a modernidade líquida, fala eloquentemente sobre a fragilidade das relações contemporâneas. Ele descreve como nos tornamos especialistas em conexões superficiais, enquanto as interações verdadeiras se tornam raras, tão preciosas quanto um tesouro escondido em um baú antigo. Olhando para as pessoas que me cercam, percebo que estamos todos imersos em uma multidão, mas raramente fazemos algo pessoal, algo que realmente importe, como deveria ser. Onde foi parar o papo descontraído, aquele que flui naturalmente e nos faz sentir vivos de verdade? Lembro-me com saudade de tempos passados, quando tomávamos cafés sem a hipoteca de um telefone entre nós. Lembro-me de olhar nos olhos das pessoas enquanto falávamos, trocando histórias e risadas, as palavras se entrelaçando no ar, em vez de deslizar o dedo pela tela em busca de uma resposta que sabe lá quando virá. Quando foi que perdemos essa habilidade tão simples, mas tão essencial? Quando será que sairemos para jantar, ou simplesmente conversaremos sobre a vida, sem a interjeição de um "vamos marcar uma hora dessas", que ecoa como um compromisso vago e distante?As redes sociais, em sua essência, criaram uma ilusão de proximidade. Estamos todos conectados, porém em uma realidade que é mais pixelada do que palpável. Como podemos nos conhecer de verdade se nossas interações são mediadas por filtros e emojis, símbolos de uma comunicação que, muitas vezes, não traduz nossos sentimentos mais profundos? Como podemos construir laços significativos se trocamos mensagens instantâneas em vez de abraços calorosos e genuínos?

A vida moderna nos empurrou para um canto em que as relações se tornaram transações, em que a profundidade é sacrificada em nome da aparência e da superficialidade. E, no entanto, cada notificação é um lembrete agonizante de que estamos sozinhos em meio a um mar de faces sorridentes, cada uma projetando uma versão editada de si mesma. A cada *like* que recebemos, nos sentimos um pouco mais validados, mas, ao mesmo tempo, um pouco mais vazios, como se estivéssemos preenchendo um copo com água, apenas para ver a água escorrendo por entre os dedos. O que estamos fazendo com esse tempo precioso que temos, que poderia ser investido em conexões reais e duradouras? Enquanto eu saboreio meu café, a espessa brisa suave entra pela porta aberta, trazendo consigo o cheiro da primavera, um perfume que fala da renovação e da vida. É um lembrete de que, apesar da nossa alienação, a vida continua a fluir, mesmo que nós, presos em nossas telas, pareçamos paralisados, como se estivéssemos assistindo a um filme sem realmente estar nele. O mundo corre ao nosso redor, e as pessoas se escondem atrás de filtros, construindo muros em vez de pontes que nos uniriam.

E assim, eu me pergunto: haverá um dia em que finalmente decidiremos priorizar encontros verdadeiros? Quando deixaremos de lado as sombras virtuais que criamos e nos permitiremos ser vulneráveis, humanos e imperfeitos? É um desejo profundo que se agita em mim, uma esperança de que possamos redescobrir a arte da conversa, o calor da presença física e a magia de um olhar que diz mais do que mil palavras digitais poderiam expressar.

Enquanto isso, as horas continuam a passar, indiferentes ao nosso dilema existencial, e a pergunta persiste, como um som repetitivo na sala vazia de um teatro: seguiremos habitando em um mundo onde as relações são cada vez mais fúteis, enquanto o calor do contato humano se torna uma lembrança distante, quase nostálgica? Qual será o preço que pagaremos por essa desconexão, e o que nos resta, no final, se não formos capazes de nos conectar verdadeiramente uns com os outros?

A resposta pode estar mais perto do que pensamos, na simplicidade de um encontro olho no olho, no prazer de um abraço sincero e na troca de risadas que reverberam nossa alma.

22

As sombras da deslealdade e o espelho das almas feridas

Há quem pense que a deslealdade é um raio que cai sem aviso, fulminante e cruel. Mas não é. Ela é um rio subterrâneo, correndo nas profundezas da alma, alimentado por um fio de água amarga: o ressentimento. E o ressentimento, esse velho conhecido das angústias humanas, não nasce do acaso, mas da semente de uma insatisfação que cresceu sem poda, sem luz, escondida nas frestas do coração.

Deslealdade é, muitas vezes, a forma como um coração ferido grita sem palavras. É o reflexo distorcido de uma guerra que não se venceu por dentro. Quem trai não o faz porque o outro é imperfeito, mas porque há imperfeições nele mesmo que não ousa encará-las. Assim, em um ato quase desesperado, transfere ao outro a sua dor, como se pudesse encontrar alívio na injustiça.

É como disse Nietzsche: "A serpente que não pode despir sua pele, morre. Assim como as mentes que não mudam suas opiniões; elas deixam de ser mentes". A deslealdade é a pele que alguns carregam porque não souberam deixar para trás o peso de uma dor reprimida.

Imagine um homem que vive ao pé de uma montanha. Ele olha para o cume todos os dias e se sente incapaz de escalá-la. Com o tempo, ele passa a odiar a montanha, não porque ela é alta, mas porque ela lhe traz a lembrança de suas pernas frágeis. Então, em vez de fortalecer as pernas, ele culpa a montanha por estar ali. Essa montanha, no contexto da vida, é muitas vezes o outro – o amigo, o parceiro, o colega – que se torna alvo de uma deslealdade injusta.

Mas a montanha nunca teve culpa. O ressentimento não é sobre o cume inalcançado, mas sobre a força que falta para tentar. Assim, quem age de forma desleal não está destruindo o outro, mas corroendo a si mesmo.

Freud, em suas explorações da psique humana, escreveu que as frustrações reprimidas tendem a encontrar caminhos tortuosos para emergir, como vapor que escapa por fissuras invisíveis em uma caldeira. A deslealdade, assim, é o vapor acumulado de uma dor que não encontrou vazão legítima.

Deslealdade é, na verdade, um espelho. E o espelho nunca mente. Ele reflete as batalhas internas de quem o encara. Talvez seja por isso que a traição machuque tanto: ela revela que, por trás do ato, há alguém perdido dentro de si. Alguém que se sentiu tão pequeno que precisou ferir para se sentir maior.

Esse processo, porém, não redime. Não há justificativa para a deslealdade, assim como não há para uma tempestade que destrói colheitas. Mas há entendimento. E entender é como lançar luz sobre as sombras, não para as perdoar, mas para vê-las pelo que são.

Quando alguém age de forma desleal, é como se quisesse apagar o fogo interno jogando cinzas nos outros.

Carl Jung, mestre das profundezas do inconsciente, nos ensinou que o que negamos em nós mesmos sempre reaparecerá no outro, como se o mundo fosse uma tela para nossas sombras. A deslealdade, muitas vezes, é isso: uma projeção.

Quem trai, na verdade, trai-se primeiro. Trai suas próprias aspirações, seus próprios limites. É como o pássaro que, em vez de voar, resolve destruir o ninho de outro pássaro porque acredita que o céu não lhe pertence.

Não seria a deslealdade, em muitos casos, um ato de desespero de quem não encontra coragem para lidar com suas próprias limitações?

Então, ao nos depararmos com a deslealdade, talvez o convite seja menos para julgar e mais para compreender. Não para justificar, mas para enxergar. Enxergar que, por trás de um ato desleal, há um ser humano tão frágil quanto o restante de nós, lutando contra demônios internos que talvez nem ele saiba nomear.

E é aqui que mora a poesia amarga da vida: ao entender o outro, podemos nos entender melhor. Porque quem nunca guardou um ressentimento, quem nunca teve medo de ser pequeno diante da imensidão do mundo, que atire a primeira pedra.

Se pensarmos no que escreveu Fernando Pessoa, talvez encontremos o fio da compreensão: "Tenho em mim todos os sonhos do mundo". Mas e quem perdeu seus sonhos? Quem, em vez de carregá-los, os deixou cair no abismo de suas insatisfações? Talvez seja esse vazio que alimenta as raízes amargas do ressentimento e da traição.

No fim, a deslealdade não é sobre quem a sofre, mas sobre quem a pratica. É um grito silencioso de quem precisa olhar para dentro, mas não sabe como.

E nós, que cruzamos o caminho dessas almas em guerra, temos a escolha: devolver a ferida ou oferecer o silêncio. Porque, como escreveu Clarice Lispector: "O que o outro pensa de mim é problema dele".

A verdadeira liberdade não está em evitar a traição, mas em nunca permitir que a dor do outro nos roube o que há de mais valioso: nossa paz.

E quando a montanha se erguer diante de nós, talvez devêssemos lembrar que ela não está ali para levar a culpa, mas para nos ensinar a subir.

QUE SEJAMOS SEMPRE COMO O RIO QUE CORRE PARA O MAR, ACEITANDO CADA PEDRA, CADA CURVA, CADA GOTA DE CHUVA.

23

O que cada pessoa deixa em nós

Nunca culpe ninguém na vida. Nem aqueles que partiram deixando um vazio nem os que ficaram com as mãos cheias de erros. Nem quem ofereceu-lhe jardins floridos nem quem jogou pedras pelo caminho. Todos, de alguma forma, foram necessários.

A vida, esse grande palco onde ensaiamos a todo momento, é uma obra de infinitas personagens. Alguns entram para dar ao enredo um toque de riso, outros surgem para colocar à prova nosso papel principal. Mas, no fim, ninguém é totalmente vilão ou herói; todos são mestres, mesmo quando ensinam sem querer.

As pessoas boas? Ah, essas enchem nossa alma de felicidade. São como o Sol de inverno que aquece sem queimar. Quando cruzam nosso caminho, deixam um rastro de luz, e o mundo parece menos pesado. São os amigos que seguram nossa mão sem pedir nada em troca, os amores que acendem estrelas em nossas noites escuras, os desconhecidos que nos oferecem gentilezas que nem sabíamos precisar.

Mas, e as pessoas ruins? Não, não as culpe. Elas são tempestades necessárias. Despertam em nós a força que nem sabíamos possuir. São as folhas que o outono leva para que a primavera possa novamente florir. Elas ensinam. Ensinam sobre limites, sobre resiliência, sobre o que nunca mais queremos ser ou ter. São lições vivas que, embora doam, nos esculpem em algo mais forte e mais consciente.

Mas melhores pessoas, no entanto, essas nos dão memórias. E que preciosidade é isso! Memórias são âncoras no oceano do tempo, capazes de nos manter à tona mesmo quando tudo parece desmoronar. Essas pessoas são os livros que carregamos no peito, escritos com os instantes mais doces e dolorosos. São risadas que ecoam mesmo depois de anos, cheiros que nos levam de volta a um abraço perdido, músicas que cantam a eternidade de um momento.

Há uma velha história sufista que diz: "Um homem foi ao deserto buscar sabedoria e encontrou três portas. A primeira dizia: 'Aqui aprenderás a ser grato'. A segunda: 'Aqui aprenderás a perdoar'. E a terceira: 'Aqui aprenderás a lembrar sem dor'".

A vida não é diferente. Todo encontro, seja ele doce ou amargo, nos empurra para uma dessas portas. A gratidão nos ensina a celebrar os que nos ofereceram felicidade; o perdão nos liberta daqueles que nos feriram; e a memória nos reconcilia com os que nos marcaram profundamente.

Se culparmos alguém, perdemos o aprendizado. A culpa é uma parede; o entendimento, uma janela. Quando escolhemos abrir essa janela, percebemos que tudo o que vivemos nos tornou quem somos. Até mesmo as cicatrizes – talvez, principalmente elas.

Lembre-se de que, como disse Fernando Pessoa: "Tudo vale a pena se a alma não é pequena". Nada que vivemos, nenhuma dor, nenhum sorriso, foi em vão. Cada pessoa que cruzou nosso caminho nos deu algo, mesmo que apenas o exemplo do que não queremos ser.

Há quem seja como o vento, que passa por nós rápido e quase imperceptível, mas nos refresca. Há quem seja como o fogo, intenso e transformador, mas às vezes difícil de suportar. E há quem seja como a terra, firme e constante, onde construímos nossas melhores lembranças.

E então, nunca culpe ninguém na vida. Nem seus pais, com suas imperfeições tão humanas, nem os amigos que não ficaram, nem os amores que partiram. Culpar é um desperdício de tempo e energia; compreender é um ato de liberdade.

Conforme disse Rainer Maria Rilke, "Ame as próprias perguntas agora. Talvez você, gradualmente, sem perceber, viva um dia as respostas". Não há respostas prontas para as ações dos outros, mas há um universo de entendimento para descobrir dentro de nós.

A felicidade que nos ofereceram, as lições que nos forçaram a aprender e as memórias que nos deixaram são a tríade que compõe a vida. Por isso, agradeça. Agradeça pelos sorrisos, pelas lágrimas, pelos silêncios. Agradeça a cada um que tocou sua alma, mesmo que tenha sido apenas um breve toque.

Porque, no fim, somos o que ficou. Não o que nos fizeram, mas o que escolhemos levar. E o que escolhemos levar deve ser leve. Afinal, a bagagem da vida é pesada demais para carregarmos culpas desnecessárias.

Que sejamos sempre como o rio que corre para o mar, aceitando cada pedra, cada curva, cada gota de chuva. Porque tudo faz parte da jornada, e a verdadeira sabedoria não está em culpar, mas em compreender.

E talvez, quem sabe, a melhor maneira de viver seja abraçar cada encontro como um presente, mesmo quando ele vem embrulhado em tempestade. Porque, como escreveu Drummond, "A dor é inevitável. O sofrimento é opcional". E a culpa? Essa nunca deve fazer parte da nossas escolhas.

24

Bibliotecas ocultas: a vida que guardamos para os merecedores

Somos como livros. De longe, nossas capas brilham ou se apagam, dependendo da luz do dia, do ângulo de quem nos olha, do julgamento apressado de quem passa. Uma capa é tudo o que muitos irão ver. E como é fácil se enganar por ela! Um título mal lido, uma imagem mal interpretada, e pronto: tornamo-nos aquilo que nunca fomos.

Alguns se aproximam. Pegam-nos nas mãos com curiosidade. Abrem nossas páginas iniciais. Leem a introdução, mas logo se cansam. As palavras preliminares nem sempre são tão cativantes quanto esperavam, e eles fecham o livro, devolvendo-o à estante de suas vidas.

Há outros que sequer seguram o livro. Acreditam no que os críticos dizem. "Esse é previsível", afirmam. "Aquele é confuso", completam. Opiniões alheias se tornam o filtro pelo qual somos vistos, e, assim, seguimos não como o que somos, mas como reflexos de interpretações alheias.

Mas, entre todos, há os poucos. Aqueles que, com paciência e humildade, se sentam em silêncio, abrem nossas páginas e leem. E leem com olhos que enxergam além das palavras. Sentem o peso das entrelinhas, as dores escondidas nas vírgulas, a beleza nos parágrafos mais simples. Esses leitores sabem que um bom livro nunca se entrega de imediato. É preciso esforço para alcançar o coração da história.

No entanto, vivemos tempos em que livros são descartáveis. A pós-modernidade nos ensina a valorizar as capas brilhantes, as sinopses rápidas, os resumos de uma vida em poucos caracteres. É o tempo das relações líquidas, como bem disse Zygmunt Bauman, onde nada se fixa, tudo escorre pelos dedos.

Nossos relacionamentos se tornaram um jogo de consumo: pessoas são usadas e depois descartadas, como um folheto publicitário entregue na esquina. Tornamo-nos um catálogo e cada um escolhe o que quer levar para casa por uma noite ou por uma temporada, sem se comprometer com as páginas que realmente importam.

Assim, aprendemos a guardar nosso conteúdo. As nossas páginas mais preciosas, aquelas que escrevemos com lágrimas e sonhos, não podem ser entregues a qualquer um. Porque há quem leia para criticar, quem leia para se divertir à nossa custa e quem leia apenas para roubar ideias, nunca para compreender.

Nosso conteúdo é valioso. Cada palavra que carregamos foi escrita por experiências que doeram e curaram. Cada página amarelada pelo tempo é um pedaço de nossa história que merece respeito. Não somos um best-seller fabricado em série; somos edições únicas, limitadas, com marcas do tempo e detalhes que nunca serão repetidos.

O escritor português José Saramago descreveu: "Dentro de nós há uma coisa que não tem nome, essa coisa é o que somos". E o que somos não pode ser lido por olhos apressados ou mãos desleixadas.

Assim, guardamos nossos capítulos mais íntimos para os poucos leitores que têm coragem de ir além. E como é raro encontrar alguém que leia com o coração! Esses leitores nos valorizam não pelo que parecemos, mas pelo que carregamos. São aqueles que sabem que o verdadeiro valor de um livro está na alma das palavras, não na beleza da capa.

Guardar-se não é frieza, é sabedoria. É entender que nem todos têm olhos para ver além, nem todos têm mãos leves para folhear sem rasgar. É saber que compartilhar nossa história é um ato de confiança, e ela é um dom que deve ser dado a quem merece.

Há uma força na vulnerabilidade bem direcionada. Ser um livro fechado para o mundo não é ser inacessível, mas seletivo. É esperar pelo leitor certo, aquele que saberá o valor de cada frase e que não terá pressa de chegar ao final.

No fim, somos todos livros esperando leitores certos. E há algo de mágico nisso: nem todo livro será lido por todos, mas aqueles que nos leem verdadeiramente nos levam consigo para sempre.

Conforme afirmou a poeta Emily Dickinson: "Se leio um livro e ele faz meu corpo todo ficar tão frio que nenhum fogo pode me aquecer, então sei que isso é poesia". Se encontrarmos, ao longo da vida, ao menos uma pessoa que leia nossa história dessa maneira, já teremos cumprido nossa missão.

Enquanto isso, que sejamos bibliotecas vivas. Guardemos nossos segredos, nossas dores, nossos sonhos, não por medo, mas por valorização. Porque, no fim, o que importa não é quantos nos leem, mas quem nos entende.

Que nossas páginas nunca sejam rasgadas pela pressa ou pela indiferença. Que sejam tocadas com o cuidado de quem sabe que um bom livro, assim como uma boa alma, é um tesouro que não se encontra todos os dias.

25

Estamos vivendo ou fingindo?

Vivemos tempos de confissão pública. O que antes era guardado no fundo de gavetas trancadas, protegido por diários ou enterrado no silêncio, hoje desfila no palco iluminado das redes sociais. Lá, onde tudo é visível, frágil e efêmero, nossa privacidade é desmontada peça por peça, transformada em histórias de 24 horas ou *posts* que clamam por curtidas.

O paradoxo é evidente: nunca fomos tão conectados, mas também nunca estivemos tão expostos, tão despidos perante o olhar alheio. As redes sociais – vitrines do ego – criaram uma cultura de exibição que transforma até nossas vulnerabilidades em mercadoria. Afinal, qual a utilidade de um momento de tristeza se ele não rende um texto comovente e um filtro dramático?

Há algo de perverso na forma como expomos nossas vidas. O que antes era sagrado, como a dor de uma perda ou a alegria de uma conquista pessoal, agora é consumido por um público formado por estranhos. Cada lágrima, cada sorriso, é convertido em números: curtidas, compartilhamentos, comentários. Não vivemos mais para sentir, mas para registrar.

Han, em *A sociedade da transparência*, observa que o inferno do igual expõe tudo. A negatividade do segredo e do oculto é eliminada. Vivemos no culto da transparência, onde não há espaço para mistério ou introspecção. Somos vitrines ambulantes, exibindo a todo momento aquilo que deveria ser íntimo.

As redes sociais não são mais ferramentas; tornaram-se o palco onde performamos diariamente. Compartilhamos nossos sucessos, mas também nossas derrotas, não por genuíno desejo de conexão, mas porque aprendemos que a validação externa é o oxigênio da alma contemporânea.

A vida tornou-se uma peça teatral interminável, em que a plateia está sempre de olhos abertos, pronta para aplaudir ou vaiar. Cada *post* é uma cena cuidadosamente ensaiada, cada *selfie* um reflexo distorcido de quem queremos ser. As pessoas não veem nossas lágrimas, mas a forma como elas escorrem pelo rosto em um vídeo com trilha sonora melancólica.

A superficialidade das relações digitais é gritante. Quem são essas pessoas que curtem nossas publicações? Quem são essas almas que oferecem conselhos prontos nos comentários? Estranhos. Todos eles. E, ainda assim, permitimos que suas opiniões moldem nossa autoestima. Somos autores e espectadores de uma vida que já não nos pertence.

No frenesi de postar e compartilhar, esquecemos de viver. Quantos nasceram no meio de um *storie*? Quantos amores foram moldados por fotos cuidadosamente tiradas em momentos "espontâneos"? Quantos jantares foram frios porque, antes de comer, tiramos dez fotos para o *feed*?

A superexposição gera um esvaziamento profundo. O que deveria ser vivência torna-se apenas performance. Como bem escreveu Fernando Pessoa: "Tudo que chega, chega sempre por alguma razão". Mas será que tudo o que publicamos também chega por uma razão genuína? Ou postamos visto que temos medo do esquecimento, do silêncio?

Chegamos ao ponto em que a pergunta fundamental não é mais "Quem sou eu?", mas "Quem sou eu aos olhos dos outros?". Cada um de nós carrega um palco portátil no bolso, e a audiência está sempre ali, pronta para aplaudir ou criticar.

As redes sociais criaram a ilusão de que somos importantes porque somos vistos. Mas essa visibilidade é frágil, alimentada por um vazio que não se preenche. E assim, dia após dia, performamos. Postamos. Esperamos curtidas como se fossem aplausos, na esperança de que alguém, em algum lugar, valide a existência que já não vivemos de verdade.

E então, seguimos expondo nossas vidas, transformando dores em legendas, amores em *stories*, memórias em algoritmos. É irônico, não?

Exibimos tudo o que temos, mas poucos realmente nos conhecem. Vendemos uma imagem editada de nós mesmos para um público que nos consome sem entender.

Byung-Chul Han, possivelmente, questionaria: será que essa transparência nos libertou, ou apenas nos escravizou ao olhar do outro?

No fim, restamos nós, solitários em meio à multidão digital, implorando por atenção com fotos e frases de efeito. Mas atenção não é afeto. Curtidas não são amor. Seguidores não são amigos.

Então, pergunto: vivemos a própria vida, ou apenas performamos para agradar uma audiência que mal sabe quem somos? Talvez o maior erro da humanidade digital seja este: confundimos ser vistos com ser amados, e, ao fazê-lo, nos tornamos apenas sombras do que poderíamos ser. E o mais cruel. Até mesmo nossas sombras estão pixeladas.

NÃO IMPORTA QUANTOS SEGUIDORES TEMOS OU QUANTAS CURTIDAS ACUMULAMOS; O QUE IMPORTA É QUEM NOS AMA NO SILÊNCIO, QUEM NOS PROCURA NA AUSÊNCIA, QUEM SENTE A NOSSA FALTA QUANDO SUMIMOS.

26

Quem sentirá sua falta?

Imagine um experimento simples, mas inquietante: desligue o celular. Desconecte-se da internet. Por uma semana inteira, suma sem aviso prévio. Não mande mensagens, não responda chamadas, não apareça nas redes sociais. Silencie-se completamente.

E agora, pergunto: quem realmente vai te procurar? Quem sentirá a sua ausência como se fosse uma dor física, quem atravessará o silêncio para entender o que aconteceu?

Vivemos em tempos barulhentos, cercados por notificações que mascaram a solidão. As mensagens que pingam em nossos celulares nos dão a falsa sensação de que somos importantes, necessários, amados. Mas será que somos? Ou será que essas interações são apenas reflexos automáticos, ecos de uma conexão superficial que não resistiria à ausência de um sinal?

Antes da internet, a ausência era um chamado profundo. Se alguém desaparecia, buscávamos com o coração. Íamos até a casa, deixávamos bilhetes, sentíamos a saudade como um peso real. Mas, hoje, em tempos de relações líquidas, a ausência é facilmente substituída por outra presença. Perdemos alguém? Procuramos outros perfis. Uma conversa interrompida? Iniciamos outra em segundos.

Nossas conexões modernas têm a solidez de bolhas de sabão: lindas à primeira vista, mas frágeis diante do menor toque. Volto para o que escreveu

Fernando Pessoa: "Sentir é estar distraído". E distraídos estamos, trocando significados profundos por interações rápidas, esquecendo que, no fundo, o que importa não é quem aparece, mas quem permanece.

Desaparecer por uma semana seria um teste de sobrevivência para as relações. Quem vai sentir sua falta sem uma notificação para lembrá-los de você? Quem, em um mundo em que todos estão sempre ocupados, vai encontrar tempo para perguntar onde você está?

A resposta pode ser amarga. A maioria das pessoas ao nosso redor vive num ciclo de urgência, onde a ausência é uma pausa conveniente, e não uma preocupação. Não é que elas sejam más, é que o mundo as treinou para viver na superfície. No frenesi de mensagens rápidas e *stories* descartáveis, esquecemos como mergulhar na profundidade de uma conexão genuína.

Mas há aqueles que te procurarão. São poucos, como estrelas visíveis numa noite nublada, mas eles existem. Essas pessoas não precisam de sinais digitais para se lembrar de você. Elas sentem sua ausência como um descompasso no próprio coração. São aqueles que te conhecem por dentro, que leem o seu silêncio como quem decifra uma carta secreta.

Essas relações são joias raras, forjadas no tempo e na verdade. Elas não se importam com a aparência do seu *feed* ou com a frequência de suas mensagens. Elas se importam com você, com o que você é além da tela.

Desaparecer é um ato radical na sociedade da hiperconexão. É permitir-se ser esquecido pelas massas para ser lembrado pelos poucos que importam. Pois, no fim, não é o número de mensagens que você recebe, mas a profundidade de quem as envia.

Desligar o telefone por uma semana é também um convite à introspecção. Sem notificações para nos distrair, somos confrontados com uma pergunta essencial: Quem realmente importa para nós? Em quem pensamos quando o mundo se cala? A ausência não apenas revela quem te procura, mas também para quem você retornaria.

No fim, nossa vida é um chamado silencioso. Não importa quantos seguidores temos ou quantas curtidas acumulamos; o que importa é quem nos ama no silêncio, quem nos procura na ausência, quem sente a nossa falta quando sumimos.

E se, ao desconectar-se, você descobrir que poucos o procuraram, não se desespere. Talvez isso seja uma bênção disfarçada. Talvez você tenha encontrado a verdade mais dura e mais libertadora de todas, a de que viver para agradar a muitos é esgotar-se sem propósito.

Aceitar a solidão é aprender a valorizar quem realmente permanece.

Então, faço-lhe uma pergunta: quem estaria ao seu lado no silêncio? Quem, na ausência de todas as distrações, ainda ouviria o som de sua alma? Se a resposta for um, dois ou até nenhum, não importa. Porque a sua vida não é um espetáculo para a audiência; ela é uma obra-prima para aqueles que realmente a entendem.

Talvez seja hora de silenciar, não para desaparecer, mas para encontrar quem, no barulho incessante do mundo, ainda consegue ouvi-lo. Os outros. Os que só lembram de você para lhe demandar e "encher o saco". Bom. Para esses, presenteie-os com sua ausência e indiferença e mande--os para o inferno.

27

Desintoxicação: um exílio de tudo que suga

Quanto tempo ainda temos? Essa pergunta, embora simples, tem o peso de uma eternidade. O tempo é o mais precioso dos bens, mas, paradoxalmente, o que gastamos com mais descuido. Não sabemos o número de nossos dias, mas sabemos, com absoluta certeza, que muitos deles já foram entregues ao vazio: alguns relacionamentos nos drenam, lagumas amizades só existem no papel, e algumas conversas não levam a nada.

A vida, em vez de ser um rio fluindo com propósito, muitas vezes se parece com um pântano onde nos atolamos. Cada promessa falsa, cada amizade interesseira, cada "eu te amo" jogado ao vento é como areia movediça que suga nosso tempo e nos deixa cada vez mais distantes da liberdade de ser.

Pense em quantas vezes você deu tudo de si a pessoas que ofereceram tão pouco. Como um sol que ilumina um quarto fechado, sua luz foi desperdiçada. E, pior ainda, talvez tenha voltado para casa carregando o peso das palavras alheias, das expectativas sufocantes, dos olhares que julgavam sem enxergar.

Esses ladrões de vida não chegam com máscaras ou armas; eles vêm com sorrisos falsos e palavras doces. Eles tomam nosso tempo, sugam nossa energia, até que não conseguimos mais dormir sem um calmante. São os medíocres que se disfarçam de amigos, as sanguessugas que se alimentam de nossa bondade.

Cada noite que passamos remoendo palavras ditas por alguém que não vale a pena é uma noite roubada. Cada lágrima derramada por quem não sabe enxergar o que há de belo em nós é uma gota a menos de vida. A verdade é que o tempo é o único recurso que jamais pode ser recuperado. E, mesmo assim, o entregamos como quem entrega moedas sem valor, esquecendo que estamos pagando com pedaços da nossa existência.

Shakespeare disse: "O tempo é muito lento para os que esperam, muito rápido para os que temem, muito longo para os que sofrem, muito curto para os que se alegram. Mas, para os que amam, o tempo é eterno". Então, por que insistimos em gastar nossos dias com quem não ama, com quem não edifica, com quem nos empurra para o abismo da mediocridade?

É hora de silenciar. Não um silêncio de desistência, mas de proteção. O silêncio que diz: "Basta!". Basta de carregar pesos que não nos pertencem. Basta de gastar horas preciosas tentando consertar o irreparável. Basta de oferecer flores a quem só sabe cultivar espinhos.

É preciso aprender a valorizar quem nos valoriza. Quem nos faz rir quando o mundo parece sombrio. Quem enxerga a nossa alma, e não apenas a nossa utilidade. Essas pessoas são faróis no mar tempestuoso da vida, e não devemos deixar que a luz delas se perca em meio ao ruído de quem não merece estar por perto.

Mandar alguém embora da sua vida não é um ato de crueldade, mas de sobrevivência. Não é um gesto de ódio, mas de amor-próprio. Porque carregar pesos desnecessários não é heroísmo: é burrice.

Imagine-se como um jardim. As ervas daninhas não precisam ser odiadas, mas precisam ser arrancadas. Não porque elas sejam más em essência, mas porque elas impedem o florescimento do que há de bom.

Afinal, o que queremos da vida? Queremos dias cheios de significado, noites tranquilas, pessoas que acrescentem, e não que subtraiam. Queremos a leveza de ser, e não o peso de agradar. Queremos olhares que acolhem, palavras que edificam, gestos que libertam.

E isso exige coragem. A coragem de fechar portas, de soltar mãos, de dizer "não" com firmeza. Porque viver de verdade não é sobre agradar o mundo inteiro, mas sobre encontrar um pequeno círculo de pessoas que fazem a vida valer a pena.

Chegamos ao fim de mais um dia. Olhe para trás e pergunte a si mesmo: em que gastei as últimas 24 horas? Quem, hoje, mereceu meu tempo? Quem, hoje, me roubou pedaços que jamais serão devolvidos? E se a resposta te incomodar, tome uma decisão. Porque a vida é curta demais para ser desperdiçada com quem não sabe valorizar sua existência.

O poeta e teólogo Jalaladim Maomé Rumi resumiu: "Não fique satisfeito com histórias, como as coisas aconteceram com os outros. Desvende seu próprio mito". E, para isso, você precisará afastar quem obscurece sua narrativa.

No fim das contas, não é sobre quantos dias temos, mas sobre o que fazemos com eles. Liberte-se das amarras, abra espaço para o novo, e veja como a vida floresce quando as toxinas são removidas.

Então, que a partir de hoje sejamos donos do nosso precioso tempo. E que ele seja entregue apenas a quem o faz florescer. Afinal, o tempo é a única moeda que não podemos guardar, mas podemos escolher como gastá-la.

28

O peso da escolha e a leveza do essencial

Há uma estranha ironia na vida moderna: somos mais livres do que nunca, mas essa liberdade parece ter nos acorrentado. A cada esquina, uma bifurcação. A cada vitrine, um convite. A cada *site*, um universo paralelo. Vivemos sob o feitiço da abundância, e tal abundância, em vez de nos libertar, nos sufoca.

Imagine um viajante que, ao chegar a um banquete infinito, descobre que sua fome, antes tão simples, se transformou em angústia. O prato que ele escolhe nunca parece tão bom quanto o que deixou para trás. Assim somos nós, os devoradores insaciáveis de possibilidades, eternamente insatisfeitos com o que temos, porque nos acostumamos a imaginar o que poderíamos ter.

Vivemos em uma época com um mar de portas abertas, mas cada passo dado em direção a uma delas significa fechar tantas outras. A escolha se transforma em um fardo e, como afirmou o poeta Robert Frost: "Duas estradas divergiam em um bosque, e eu… tomei a menos percorrida". Mas será que, diante de tantas estradas, conseguimos sequer escolher? Ou ficamos parados no cruzamento, esmagados pelo peso da decisão?

A paralisia não é apenas fruto da abundância de opções, mas também de um novo tipo de vazio: o de não saber o que realmente buscamos. A modernidade nos oferece tudo, mas nunca nos ensina a perguntar o que realmente queremos. E assim nos tornamos colecionadores de metades, acumulando pedaços de experiências, enquanto o todo nos escapa.

Nietzsche, ao refletir sobre a vida, nos alertou: “Quem tem um por quê suporta qualquer como”. Mas e quando ele nos falta? Quando a confusão de vozes externas encobre o sussurro da nossa essência? A busca pelo essencial torna-se não apenas uma necessidade, mas um ato de resistência contra o caos de uma vida fragmentada.

A busca pela simplificação é, portanto, um ato de rebeldia. É como limpar uma janela embaçada para redescobrir a paisagem. Não se trata de renunciar ao mundo, mas de filtrar o essencial. “Menos é mais”, dizia Mies Van der Rohe, um dos maiores arquitetos do século XX. No entanto, há mais nessa frase do que um princípio estético. Ela é um mapa para a alma.

Que tal abrir mão do excesso como quem deixa cair uma mochila pesada ao fim de uma trilha longa? Que tal escolher não apenas com a cabeça, mas com o coração? Caros leitores, não é necessário ter tudo; é necessário que o que você tem faça sentido. Em um mundo saturado, a clareza é um ato de coragem.

E como alcançar essa clareza? Talvez possamos começar como sugeriu Lao-Tsé: “A simplicidade é o caminho para a verdadeira felicidade”. Ouvir o silêncio, frequentemente ignorado, é o guardião das respostas que mais tememos. Quando tudo ao redor ruge e brilha, o que sussurra em nós? O que realmente importa?

O filósofo Kierkegaard acreditava que a angústia é a vertigem da liberdade. Talvez seja essa vertigem que sentimos ao nos depararmos com tantas escolhas – uma liberdade que nos oferece tudo, ao mesmo tempo que nos responsabiliza por cada passo. A vida não é uma soma de escolhas... é o que fazemos com cada escolha feita. Quando aceitamos que não podemos abraçar todas as estradas, ganhamos a liberdade de percorrer uma delas com os olhos abertos.

Quando simplificamos, deixamos espaço para o inesperado – e é no inesperado que a vida costuma nos encontrar. Talvez seja ao desistir do supérfluo que possamos, finalmente, tocar o essencial. Na poesia de Rainer Maria Rilke, encontramos um eco desse pensamento: “Que o necessário seja inevitável, que seja simples, que seja essencial”.

Então, diante desse banquete infinito, sejamos como o viajante sábio: escolhemos um prato e o saboreamos até o último grão, sem olhar para os lados. E, ao final do dia, ao recolher os pedaços de nossas escolhas, que possamos dizer: "Não tive tudo, mas tive o suficiente. E o suficiente foi um milagre".

E talvez, ao abraçar o essencial, possamos redescobrir o que realmente é essencial em nós mesmos. Pois, afinal, a leveza não está em evitar escolhas, mas em vivê-las com propósito, saboreando a vida como ela é: imperfeita, mas bela.

O CHICOTE AGORA SE ESCONDE NA PRÓPRIA MÃO DO INDIVÍDUO QUE SE AUTOEXPLORA EM NOME DE METAS QUE NÃO LHE PERTENCEM.

29

Você ainda reconhece quem é quando se olha no espelho ao final do expediente?

Atravessamos os dias como quem percorre um corredor estreito, iluminado apenas pelo brilho artificial da produtividade. O relógio se torna o carrasco silencioso que mede cada segundo vendido – e o preço, por mais alto que seja, nunca paga a moeda mais cara: a própria essência.

Há uma mentira elegante e sedutora embutida na lógica contemporânea do trabalho. Vende-se a ideia de que o comprometimento incondicional é virtude, enquanto a reciprocidade é um favor que só pode ser concedido aos mais obedientes. Como escreveu o filósofo contemporâneo Byung-Chul Han, em *A sociedade do cansaço*: "A pressão, interna e externa, de estar sempre performando é constante e, nesse contexto, a exaustão se torna crônica". O chicote agora se esconde na própria mão do indivíduo que se autoexplora em nome de metas que não lhe pertencem.

Quantos já não sentiram o peso invisível do ambiente tóxico, mascarado sob o eufemismo de cultura organizacional? Os escritórios se tornaram igrejas modernas, onde a devoção é medida pela capacidade de sacrificar o próprio bem-estar no altar da eficiência. Vende-se o burnout como medalha de honra, enquanto a exaustão é romantizada sob o rótulo de "pró-atividade".

E há uma violência ainda mais sutil. Aquela que não deixa marcas visíveis, mas corrói a percepção da realidade. O *gaslighting* (definido como uma violência psicológica sutil que causa instabilidade emocional) organizacional é uma técnica sofisticada que faz com que o indivíduo duvide de si mesmo, mesmo quando sua intuição aponta para uma injustiça.

Se você já se sentiu paranoico por questionar uma decisão absurda, ou culpado por não conseguir corresponder a expectativas irreais, então sabe do que se trata. É a empresa sussurrando ao pé do ouvido: "O problema não é o sistema, é você".

Nas organizações tóxicas, a moralidade é uma abstração conveniente. Os que ousam levantar questões éticas são vistos como incendiários, enquanto os que permanecem em silêncio são condecorados pela sua *adaptação*. Há uma violência que não se comete de uma vez, mas em doses homeopáticas, até que já não sabemos mais onde termina o emprego e onde começa a servidão.

Quando o trabalhador aceita participar de reuniões que poderiam ter sido um e-mail, ele abre mão de um minuto da sua liberdade. Quando aceita prazos impossíveis sem protestar, vende mais uma hora do seu espírito. Quando engole o silêncio diante de uma injustiça, entrega um pedaço da própria dignidade. O assalto à alma raramente acontece em um golpe só – ele se dá na lentidão de quem não percebe que está se perdendo.

Um dos mecanismos mais perversos dos ambientes tóxicos é a perseguição àqueles que brilham. A mediocridade se protege em rebanho, e qualquer lampejo de autenticidade é tratado como ameaça. O pensamento crítico incomoda. A criatividade desestabiliza. A originalidade é um risco que poucos gestores estão dispostos a correr.

Ser inteligente, curioso e inquieto em muitas empresas é um convite involuntário para o isolamento. Quem ousa desafiar a inércia corre o risco de ser acusado de *arrogância*. Quem questiona os processos é visto como *negativo*. Quem enxerga além das aparências acaba carregando o rótulo de *difícil*.

Não se engane: o problema não é você. O problema é um mundo que aprendeu a ter medo dos que ainda se recusam a adormecer.

Há, porém, uma armadilha silenciosa também do outro lado da moeda. A ilusão de que a única saída é abandonar tudo de imediato, como se a liberdade pudesse ser conquistada em um golpe heroico. Mas a verdadeira revolução raramente é espetacular. Ela não se dá em grandes gestos, acontece na lentidão paciente de quem resiste todos os dias.

Vivemos na era do "se não for agora, nunca será", em que o crescimento foi substituído pela promessa tóxica da gratificação instantânea. Esquecemos que a saída do labirinto não se faz correndo. Ela se dá passo a passo, tijolo por tijolo, até que o muro finalmente ceda.

O trabalho de se encontrar é um processo, não uma epifania. Sair de um ambiente tóxico não significa necessariamente mudar de emprego, mas reaprender a ter paciência com o próprio caminho.

Um ambiente de trabalho saudável não é aquele onde todos sorriem o tempo todo, mas onde ninguém precisa fingir. Não é aquele onde todos concordam, mas onde o dissenso é bem-vindo. Não é aquele onde a produtividade é a única medida de valor, mas há espaço para o descanso, a dúvida e a criatividade.

O mundo já tem impostores demais. O que nos falta (e sempre nos faltou) são aqueles que, mesmo cansados, continuam se recusando a vender a própria alma em suaves prestações.

A maior revolução é aquela que começa dentro de nós, nas pequenas decisões que tomamos todos os dias para não nos corrompermos. Nem sempre é possível derrubar o sistema de uma vez, mas é possível subvertê-lo aos poucos, recusando-se a ser mais uma peça na engrenagem. Você pode trabalhar para a empresa, mas nunca deve pertencer a ela. Pode cumprir as tarefas, mas não precisa apagar a própria luz. Pode seguir regras, mas jamais deve silenciar a própria consciência.

Não há mal em tentar mudar o mundo a partir de dentro. O erro é deixar que o mundo mude aquilo que há de mais puro em você. E não se esqueça: você não é mais funcionário, você agora é colaborador. Quando for demitido e trocado por um jovem de 25 anos, será apenas mais um número. Quando você sofrer um infarto por estresse no meio do seu trabalho e morrer, talvez a empresa, até mande uma coroa de flores para o seu velório, no máximo. O CEO não irá na despedida, pois estará cobrando mais metas de seus "colaboradores".

No fim, caros leitores, só existe uma pergunta que importa: você ainda reconhece quem é quando se olha no espelho ao final do expediente?

30

A era da felicidade obrigatória

Houve um tempo em que tristeza era apenas uma estação na paisagem da vida – uma passagem obrigatória, como o inverno que precede a primavera. Hoje, porém, vivemos sob o jugo de um novo dogma: a era da felicidade obrigatória. Um credo silencioso, mas implacável, que sussurra em nossos ouvidos que a felicidade é o único destino legítimo. Qualquer desvio dessa rota não é apenas uma falha, mas uma transgressão. Não estar feliz se tornou pecado moderno, um delito que exige imediata correção química.

Nunca a frase de Marco Aurélio soou tão necessária: "Se você se angustia por alguma coisa externa, a dor não se deve à coisa em si, mas à sua própria avaliação dela; e isto você tem o poder de mudar a qualquer momento". Mas o que acontece quando não se suporta nem a mais leve angustia, quando qualquer desconforto exige uma cura instantânea? Criamos uma sociedade na qual o sofrimento não é apenas intolerável. É um erro, uma falha pessoal, um desvio do projeto idealizado do eu.

O mercado, sempre atento às fragilidades humanas, encontrou no sofrimento um nicho rentável. Os antigos métodos cederam lugar aos psiquiatras de prescrição automática (não todos, por óbvio), que distribuem diagnósticos com a velocidade dos *fast-foods*. Bastam alguns minutos no consultório, e a dor, uma companheira ancestral, é expulsa do corpo como se fosse um vírus. O que antes era vivido como parte da jornada humana agora é considerado um defeito que precisa ser consertado.

Se você está triste, o problema não é o mundo, é você. Se o amor não deu certo, deve ter faltado inteligência emocional. Se o trabalho sufoca, faltou força de vontade. Como bem descreveu Byung-Chul Han: "O sujeito de desempenho explora a si mesmo até o limite e acredita que isso é liberdade". No entanto, não há liberdade quando não se pode sequer sofrer sem ser medicado.

A tristeza, que um dia foi matéria-prima para a poesia, a arte e a filosofia, agora é vista como uma avaria que precisa ser corrigida urgentemente. Não se permite mais à alma o direito de ficar de luto, de sentir o vazio, de atravessar a noite escura. Tudo precisa ser funcional, imediato, produtivo. Uma sociedade que não tolera a angústia não produz nada além de corpos dopados e mentes anestesiadas.

Os estoicos, que há milênios ensinaram a arte de viver, viam a dor como parte essencial do aperfeiçoamento humano. Sêneca escreveu: "Não é porque certas coisas são difíceis que não ousamos, é porque não ousamos que elas são difíceis". Porém, como alguém pode se conhecer verdadeiramente se todo desconforto é silenciado antes de ser compreendido?

E atenção: não estou aqui defendendo que devemos viver angustiados e infelizes. Estou apenas dizendo que não estamos mais tolerantes ao mínimo de sofrimento – que é inerente na natureza humana.

Há algo profundamente trágico na maneira como fugimos da infelicidade. Esquecemos que a angústia, muitas vezes, pode ser uma professora cruel, mas necessária. É na sua presença que descobrimos o que realmente importa, o que precisa morrer em nós para que algo novo possa nascer.

Imagino como era o mundo antes dessa medicalização compulsiva. Quando as dores da alma eram tratadas com paciência, rezas, benzedeiras, conversas longas. Não se trata aqui de romantizar o passado, mas de lembrar que há sabedoria no tempo. O sofrimento tem um ritmo próprio, que não pode ser apressado sem mutilar a própria alma.

Aqueles que buscam a felicidade imediata não percebem que estão apenas adiando o inevitável. Sofrer faz parte do jogo. O mundo não foi projetado para a nossa satisfação constante. Ele é indiferente aos nossos desejos. A primavera sempre chega, mas apenas para aqueles que suportam o inverno.

No fim, talvez o maior desafio da nossa época seja reaprender a sofrer sem pressa, sem pânico, sem culpa. A dor precisa ser sentida, habitada, atravessada. Nenhuma pílula, por mais potente, poderá nos poupar dessa travessia sem nos roubar também o que há de mais humano em nós.

A felicidade obrigatória é a nova tirania, e os remédios são seus soldados silenciosos.

O mundo não nos deve nada. E talvez seja na aceitação disso que resida a verdadeira liberdade.

31

O teatro dos agradáveis

Como já falei neste livro, Jean-Paul Sartre sempre dizia: "O inferno são os outros", mas o verdadeiro inferno é viver para os outros. O mundo virou uma grande encenação, onde cada um veste seu melhor sorriso e desempenha o papel de pessoa agradável, submissa à necessidade crônica de aceitação.

O problema é que, quando você passa tempo demais agradando, inevitavelmente esquece de existir para si. Vive para o olhar alheio, mede seus gestos pela reação dos outros, ajusta sua fala para não incomodar. Você se transforma no funcionário do mês da conveniência social, sempre pronto a servir um aperto de mão cordial ou um tapinha nas costas de alguém que, no fundo, despreza.

Mas servir a quem? Para quê?

Hoje, seu valor não é medido pelo que você é, mas pelo quanto consegue se encaixar no roteiro do comportamento aceitável.

Você não pode simplesmente ser. Você tem que ser agradável. Tem que sorrir, mesmo quando não há motivo. Tem que ser compreensivo, mesmo quando te ferem. Tem que ser flexível, mesmo quando tudo dentro de você pede firmeza. Se não for, será taxado de insensível, rude, ou – pior ainda – de egoísta.

O que poucos percebem é que essa necessidade de aprovação é um mecanismo de controle. Quem precisa da validação dos outros está condenado a viver em função dela. A sociedade não quer que você seja forte, quer que seja maleável. Quer que você tema ser excluído, porque um indivíduo independente é um indivíduo incontrolável.

Se Freud estava certo ao dizer que "a maioria das pessoas não quer realmente liberdade, porque ser livre envolve assumir diversas responsabilidades e muitos têm medo de carregar esse fardo", então talvez seja esse o verdadeiro motivo pelo qual tantos escolhem viver no Teatro dos Agradáveis. É mais fácil ser aceito do que ser autêntico.

Mas veja bem: ninguém está realmente prestando atenção em você. As pessoas estão ocupadas demais consigo mesmas. Ninguém perde o sono por causa do seu comportamento, das suas palavras ou da sua existência. O grande engano de quem busca aprovação é acreditar que ela importa.

Você se esforça, se curva, se anula – e, no final, o que recebe? Expectativas ainda mais altas e reconhecimento nenhum. Quem se acostuma a doar demais só ensina aos outros que seu tempo e sua paciência são infinitos.

E, então, vem a grande epifania: a liberdade começa no momento em que você para de tentar ser agradável.

Se há algo que posso dizer, caro leitor, é isto: desacostume-se.

Desacostume-se a ser sempre gentil quando o mundo só responde com indiferença. Desacostume-se a pedir permissão para ser quem você é. Desacostume-se de esperar elogios de quem só sabe receber.

E, acima de tudo, desacostume-se a ter medo de desagradar. Porque, no final, a verdade é bem simples: você nunca precisou da aprovação de ninguém.

Os beneficiários do seu esforço geralmente são os ingratos profissionais, aqueles que tratam sua gentileza como uma oferta promocional sem prazo de validade. Você se entrega, eles aceitam. Você se curva, eles montam. Você se anula, eles aplaudem. Até que um dia, exausto, você olha para os lados e percebe que a sua vida foi gasta fazendo sala para figurantes que nem sequer repararam que você existia.

E cuidado: a necessidade de agradar é um vício autodestrutivo que alimenta apenas aqueles que nunca terão a decência de devolver um simples "obrigado."

Se for para viver assim, é melhor abrir um restaurante. Pelo menos, nesse caso, você cobrará pelo serviço.

32

O culto dos *influencers*: entre a futilidade e a fama

Eles surgem como pragas em campos férteis, multiplicando-se sem resistência, ocupando espaços que antes eram destinados à reflexão, ao pensamento crítico, à arte genuína. São os arautos do nada, os apóstolos da irrelevância. Gritam para serem ouvidos, mas nada dizem. Movem-se freneticamente, mas não saem do lugar.

Chamam-se "*influencers*", mas influenciam apenas a banalidade, a futilidade e a busca insaciável por validação. Vivemos uma era onde a popularidade substituiu a sabedoria e a viralização é mais valiosa que a verdade. Um mundo onde a superfície triunfa sobre a profundidade, e o barulho se confunde com relevância.

Guy Debord já havia alertado em "*A sociedade do espetáculo*" : vivemos um tempo em que a imagem não apenas representa a realidade, mas a substitui. O pensamento crítico cedeu espaço à performance vazia, e os "*influencers*" se tornaram os novos sacerdotes do templo digital. O problema? Seu evangelho é feito de vento.

Navegar pelas redes sociais hoje é como percorrer um deserto imenso onde oásis são miragens e toda fonte de conhecimento se evapora antes de saciar a sede. Milhões de seguidores assistem boquiabertos a coreografias repetitivas, "*trends*" ocas e conselhos motivacionais sem substância.

O novo intelecto digital é raso como um pires, e o novo carisma se mede por algoritmos.

Nietzsche, se estivesse vivo, olharia para esses tempos e diria, com seu habitual sarcasmo, que a humanidade finalmente encontrou o seu "Super-Homem", não aquele que transcendeu a mediocridade, mas aquele que a institucionalizou e a transformou em um império. "Os maiores acontecimentos não são os mais ruidosos, mas sim nossas horas mais silenciosas", escreveu ele no livro *Assim Falava Zaratustra*. No entanto, quem quer silêncio em um mundo onde a atenção é a nova moeda?

Basta um telefone na mão e um desejo insaciável de reconhecimento para que qualquer um se declare um especialista. Não há necessidade de estudo, de experiência ou sequer de um pensamento minimamente coerente.

Tempos em que a ignorância se veste de opinião e a opinião se apresenta como verdade absoluta. Quem se atreve a questionar o rei do palco digital é silenciado pelo exército de seguidores fanáticos, cegos de adoração.

Bauman nos alertou que a modernidade líquida tornaria tudo instantâneo, descartável e superficial. O pensamento crítico não cabe nesse mundo. É lento demais, exige esforço, e a multidão está faminta por conteúdo mastigado e pronto para engolir. A cultura da instantaneidade nos ensinou que a paciência é um defeito, e que o sucesso deve vir rápido, sem construção, sem caminho, sem mérito.

Enquanto os *feeds* são inundados por corpos esculpidos, vidas perfeitas e sorrisos ensaiados, a realidade dos bastidores é outra: a ansiedade, a depressão, a sensação de vazio existencial que nem milhares de curtidas conseguem preencher. E quem se importa? O show deve continuar. A plateia precisa de entretenimento, e os aspirantes a viralização continuam seu teatro diário.

Espinosa diria que estamos aprisionados em afetos tristes, vivendo de desejos que não são nossos, movidos por forças que não compreendemos. A busca desenfreada por validação digital nos faz esquecer que a verdadeira grandeza não vem de números em uma tela, mas da profundidade do pensamento, da construção da autenticidade, da coragem de ser e não apenas de parecer.

Se existe uma saída, talvez ela esteja no retorno ao essencial. No resgate da reflexão, da lentidão, da profundidade. No entendimento de que a verdadeira influência não se mede em seguidores, mas em ideias. O mundo real ainda está lá fora, esperando por aqueles que ousam vê-lo sem nenhum filtro, sem edições, sem roteiros ensaiados.

O problema é que, enquanto alguns pensam, outros dançam para a plateia. E a plateia aplaude sem nenhum senso crítico.

Nessas horas, tenho certeza que o silêncio vale mais que mil *reels*.

33

Somos apenas visitantes

Chegamos sem aviso, partimos sem escolha. Somos estrangeiros na casa do tempo, viajantes sem morada fixa, poeira lançada ao vento. A vida nos concede uma passagem efêmera, sem data marcada para o retorno. Um dia, abrimos os olhos para a luz do mundo; no outro, fechamos as cortinas da existência. Entre esses dois pontos, tudo o que temos é o instante – um punhado de momentos que tentamos segurar, mas que se esvaem como areia entre os dedos.

Já dizia Marco Aurélio, em suas "Meditações": "O tempo é como um rio, um fluxo constante de acontecimentos; mal um surge à vista, já foi levado, e outro toma seu lugar".

Somos parte desse fluxo incessante, folhas soltas levadas pela corrente. Tentamos fixar raízes, construir muros contra a passagem do tempo, marcar nosso nome na pedra – entretanto, o tempo é um escultor impiedoso. O que hoje parece sólido, amanhã será pó. E o que hoje é presença vibrante, um dia será apenas um eco distante.

David Hume, cético e realista, nos lembraria:

"O eu é apenas um feixe de percepções em perpétua mudança".

Não somos estátuas imutáveis, mas sim espectros em transição. O que chamamos de identidade é apenas uma coleção de memórias passageiras, uma história que contamos a nós mesmos para tentar fixar o inefável. Como fotografias em um álbum antigo, nossos dias se sobrepõem uns aos outros, até que o álbum se fecha e ninguém mais se lembra de folheá-lo.

Há algo de trágico na consciência da brevidade, mas também há algo de belo. Se nada dura, então tudo é valioso. Se cada momento é único, então cada encontro é um milagre irrepetível.

Pascal dizia que o homem é um caniço pensante – frágil como um ramo ao vento, mas dotado de razão suficiente para contemplar sua própria fragilidade. Diferente dos animais, que vivem sem questionar o tempo, carregamos dentro de nós o peso da finitude. Sabemos que tudo passa, e essa consciência, em vez de ser um fardo, pode ser um convite para vivermos com mais presença, para nos abraçarmos com mais intensidade, para amarmos sem reservas.

Nietzsche, em seu conceito do eterno retorno, nos desafia a imaginar uma vida que se repetiria infinitamente. E nos questiona: se soubéssemos que precisaríamos reviver cada segundo da nossa existência, mudaríamos alguma coisa? Diríamos mais "eu te amo"? Aproveitaríamos mais os detalhes pequenos, como o cheiro do café pela manhã ou o calor do sol tocando a pele?

A verdade é que vivemos como se tivéssemos tempo infinito. Como se o amanhã estivesse garantido, como se sempre houvesse mais uma oportunidade para dizer o que sentimos. Mas um dia, sem aviso, o tempo se esgota. E o que deixamos para trás não são nossos bens ou nossas conquistas, mas sim as marcas que gravamos nos corações alheios.

Diante da certeza da partida, o que realmente importa? O que carregamos conosco quando a cortina se fecha?

Não são posses, títulos ou contas bancárias. O último suspiro não é uma negociação: é um desfecho. E tudo o que resta são os vestígios de nossa passagem: os risos que espalhamos, os abraços que demos, as palavras que tocaram almas.

O que nos define não é o que acumulamos, mas sim o que entregamos. A gentileza oferecida sem segundas intenções, o olhar atento que enxergou a dor do outro, a palavra de conforto que mudou um dia ruim... No fim, nossa história não será contada pelo que guardamos, mas pelo que doamos.

E talvez o verdadeiro legado não esteja em grandes feitos, mas sim nos pequenos gestos. Um sorriso trocado na rua, uma conversa que aqueceu um coração, um abraço apertado que disse tudo sem precisar de palavras.

A existência nos cede um espaço temporário, e um dia, sem aviso, precisamos desocupá-lo. Como pegadas na areia, seremos apagados pela maré.

Enquanto estivermos aqui, podemos ser brisa leve ou tempestade; podemos ser luz que ilumina ou sombra que se dissipa. Podemos ser apenas mais um nome perdido no vento ou um suspiro inesquecível na alma de alguém.

Então, que sejamos amor, presença e entrega. Que sejamos a lembrança que aquece, a voz que consola, o toque que acalma. Porque quando formos apenas memórias, que sejamos uma memória doce, como um pôr do sol no fim de um dia inesquecível.

A PÓS-MODERNIDADE TRANSFORMOU A VIDA EM UMA FEIRA DE DISTRAÇÕES INÚTEIS, E AS PESSOAS CAMINHAM DE OLHOS BAIXOS, HIPNOTIZADAS POR SMARTPHONES, CEGAS PARA O ESPETÁCULO QUE O UNIVERSO NOS OFERECE DE GRAÇA.

34

A beleza que esquecemos em nome do ruído

Há um tipo raro de pessoa que para diante do pôr do sol e sente algo que não se traduz. Gente que encara o céu noturno com o mesmo respeito que se tem diante de um velho sábio. Que escuta o trovão e não pensa em tempestade, mas em poesia. Que caminha sob a chuva sem amaldiçoá-la. Que sente o cheiro da lama molhada e, em vez de torcer o nariz, sorri. São esses os últimos guardiões do mundo real. Eu gosto dessas pessoas.

No entanto, olhe ao redor: estamos nos afogando em um mundo que já não sabe sentir. A pós-modernidade transformou a vida em uma feira de distrações inúteis, e as pessoas caminham de olhos baixos, hipnotizadas por *smartphones,* cegas para o espetáculo que o universo nos oferece de graça. "Saber o preço de tudo e o valor de nada", diria o escritor Oscar Wilde se visse o que nos tornamos.

Eu não quero essa modernidade sem alma. Quero árvores. Quero grama. Quero o ruído do vento sussurrando segredos antigos. Quero sentido. Quero cor. Quero o reflexo dourado da tarde sobre a superfície dos rios, as sombras em movimento na floresta, as folhas que caem com um som quase inaudível, mas que contam histórias para quem ainda sabe ouvir.

A floresta fala uma língua que poucos entendem. Os pássaros cantam para um público que já não se importa. O mar, incansável, avança e recua como um velho sonhador que nunca desiste, mas ninguém mais o vê.

A tecnologia deveria ter sido nossa aliada, mas sobre esse tema escrevo, ela colocou o ser humano em uma prisão. Estamos perdendo nossa essência.

Nietzsche já previa essa decadência quando escreveu sobre o último homem, aquele que não sonha, que não arrisca, que apenas deseja conforto e distração. Esse homem já está entre nós. Ele vive na *timeline* interminável, nos vídeos curtos que nos fazem rir sem motivo, nas discussões fúteis sobre o nada. Ele teme a solidão, pois ela o obrigaria a encarar o próprio vazio. E, por isso, se cerca de ruídos, de notificações, de ilusões instantâneas que evaporam como fumaça.

Onde estão aqueles que ainda se arrepiam com um trovão? Onde estão os que caminham sem pressa, que observam as sombras dançarem sob a luz da lua, que se perdem de propósito na imensidão de um campo aberto? Estão se tornando uma espécie em extinção, sufocados por um mundo onde tudo precisa ser registrado, mas nada é realmente vivido.

Os estoicos diziam que a verdadeira liberdade é interna, que não depende de aparências, de reconhecimento, de filtros que suavizam imperfeições irreais. Sêneca, em sua sabedoria atemporal, alertava que "a vida não é curta, nós é que a desperdiçamos". E é isso que estamos fazendo. Trocar o real pelo virtual, a profundidade pela superfície, a contemplação pelo consumo.

Que fique aqui um aviso para aqueles que ainda respiram fundo ao sentir o cheiro da terra molhada: protejam-se. A modernidade tentará arrancar esse sentimento de vocês. Tentará convencê-los de que é tolice se encantar com um céu estrelado quando há um novo aplicativo para explorar, mas resistam. Permitam-se continuar sendo aqueles que encontram sentido onde os outros só veem banalidade.

No final, quando os falsos brilhos da pós-modernidade se apagarem, serão vocês que ainda terão luz nos olhos.

35

O amor na era da frieza

Há quem acredite que o amor seja uma faísca, um instante de brilho efêmero que inevitavelmente se apaga. Mas a verdade é que o amor, o verdadeiro amor, não é incêndio passageiro – chama persistente que se alimenta do próprio existir. Felizes são aqueles que têm afeto. Felizes são aqueles que, em um mundo que ensina a economizar palavras e esconder sentimentos, ainda perguntam: "Como foi seu dia?".

Num tempo em que a velocidade das conexões supera a profundidade dos vínculos, o amor sincero tornou-se quase um ato revolucionário. Vivemos numa sociedade onde o toque foi substituído por emojis, o olhar nos olhos por mensagens digitadas com pressa e o "eu te amo" por curtidas apáticas. Vivemos em tempos líquidos, como dizia Zygmunt Bauman, em que os relacionamentos escorrem pelos dedos como água, sem raízes, sem permanência, sem resistência às tempestades.

Mas o amor verdadeiro não teme a rotina, não se dissolve com a previsibilidade dos dias. Ele se fortalece no cotidiano, cresce nas pequenas coisas – na xícara de café deixada pronta pela manhã, no cobertor puxado no meio da noite, no silêncio compartilhado sem que se sinta vazio. o amor floresce no abraço que acolhe, no beijo que não pede nada além de presença, no entrelaçar de mãos que dispensa palavras.

E que é o amor senão uma estrela, nascida do caos dos dias? O amor autêntico não é aquele que se protege do mundo, mas aquele que enfrenta suas intempéries. Ele não é feito de promessas grandiosas, mas de gestos pequenos que, acumulados, se tornam imensos.

No estoicismo, Sêneca nos ensina que o único tempo que possuímos é o agora. O amanhã é apenas uma hipótese frágil, um desejo que pode nunca se concretizar. É por isso que o amor precisa ser vivido sem reservas, sem medo, sem economia de entrega. Não há garantias. Só há o hoje.

Se há alguém ao seu lado, olhe-o nos olhos. Não apenas veja, mas enxergue. Toque suas mãos como quem segura o próprio destino. Diga o que sente, ainda que pareça óbvio. Amanhã pode ser tarde demais, e não há nada mais amargo do que um "eu te amo" que nunca foi dito.

O amor não precisa ser grandioso aos olhos do mundo, mas deve ser imenso dentro de quem o vive. Não é sobre palavras bonitas, mas sobre gestos que sustentam. Não é sobre nunca mudar, mas sobre crescer juntos. Não é sobre esperar o momento perfeito, mas sobre tornar cada momento imperfeito valioso.

Então ame! Ame com todas as suas forças, sem medo do ridículo, sem receio do amanhã. Porque o mundo já está frio o suficiente, e um coração aquecido ainda é o maior dos milagres.

“...O CAOS”

Referências bibliográficas

ARENDT, Hannah. *A condição humana*. Tradução de Maria de Lourdes Mayrink. 3. ed. Rio de Janeiro: Forense Universitária, 2012.

ARENDT, Hannah. *Eichmann em Jerusalém: um relato sobre a banalidade do mal*. Tradução de José Rubens Siqueira. 2. ed. São Paulo: Companhia das Letras, 1999.

AURÉLIO, Marco. *Meditações*. Tradução de Carlos Alberto Nunes. 5. ed. Belo Horizonte: Autêntica, 2019.

BAUMAN, Zygmunt. *Amor líquido*: sobre a fragilidade dos laços humanos. 2. ed. Rio de Janeiro: Zahar, 2021.

BEAUVOIR, Simone de. *O segundo sexo*. Tradução de Maria Cristina de Carvalho. 1. ed. São Paulo: Nova Fronteira, 2015.

BOUDIEU, Pierre. *A distinção: crítica social do julgamento*. Tradução de Daniela Kern e Guilherme João de Freitas Teixeira. Porto Alegre: Zouk, 2007.

CAMUS, Albert. *O mito de Sísifo*. Tradução de Raquel Ramalhete. 1. ed. São Paulo: Alcântara, 2015.

CAMÕES, Luís Vaz de. *Sonetos*. Seleção e prefácio de Massaud Moisés. 2. ed. São Paulo: Cultrix, 2002.

DEBORD, Guy. *A sociedade do espetáculo*. Tradução de Estela dos Santos Abreu. Rio de Janeiro: Contraponto, 1997.

DICKINSON, Emily. Collected poems. Cambridge, MA: Belknap Press, 1960.

DOSTOIÉVSKI, Fiódor. *Os irmãos Karamázov*. Tradução de Boris Schnaiderman. 4. ed. São Paulo: Editora 34, 2009.

DOSTOIÉVSKI, Fyodor. *O Idiota*. Tradução de Victorino de Oliveira. 2. ed. São Paulo: Nova Cultural, 2000.

EPICTETO. *Discursos e fragmentos*. Tradução de Paulo César de Souza. 1. ed. São Paulo: Martins Fontes, 2006.

EPICTETO. *Manual*. Tradução de Mário da Gama Kury. 4. ed. Petrópolis: Vozes, 2015.

EPICTETO. *Carta a Meneceu sobre a felicidade*. Tradução de Carlos Alberto Nunes. 4. ed. São Paulo: Escala, 2006.

ESPINOSA, Baruch de. Ética demonstrada segundo a ordem geométrica. Tradução de Tomás da Silva. São Paulo: Martins Fontes, 2009.

FROST, Robert. *A estrada não trilhada e outros poemas*. Tradução de Alexandre Barbosa de Souza. São Paulo: Penguin-Companhia, 2022.

FREUD, Sigmund. *A interpretação dos sonhos*. Tradução de Amaury da Costa e Silva. 5. ed. Rio de Janeiro: Imago, 2002.

FREUD, Sigmund. *O ego e o id*. Tradução de José Octávio de Aguiar Abreu. Rio de Janeiro: Imago, 1996.

FREUD, Sigmund. *O futuro de uma ilusão*. Tradução de Paulo César de Souza. São Paulo: Companhia das Letras, 2011.

FREUD, Sigmund. *Psicologia das massas e análise do eu*. Tradução de Paulo César de Souza. São Paulo: Companhia das Letras, 2011.

FROMM, Erich. *O medo à liberdade*. Tradução de Milton Amado. 13. ed. Rio de Janeiro: Zahar, 2005.

FRANKL, Viktor E. *Em busca de sentido: um psicólogo no campo de concentração*. Tradução de José E. S. Costa. 33. ed. Petrópolis: Vozes, 2023.

HARARI, Yuval Noah. *Homo Deus: uma breve história do amanhã*. 1. ed. São Paulo: Companhia das Letras, 2016.

HAN, Byung-Chul. *A sociedade da transparência*. Tradução de Enio Paulo Giachini. 1. ed. Petrópolis: Vozes, 2016.

HAN, Byung-Chul. *A sociedade do cansaço*. Tradução de Enio Paulo Giachini. 9. ed. Petrópolis: Vozes, 2021.

HANH, Thich Nhat. *Ensinamentos sobre o amor*. Tradução de Ricardo Gozzi. 6. ed. Petrópolis: Vozes, 2017.

HEIDEGGER, Martin. *Ser e tempo*. Tradução de José Arthur Giannotti. 1. ed. Petrópolis: Vozes, 2006.

HEALY, David. *Mania: a short history of bipolar disorder*. Baltimore: The Johns Hopkins University Press, 2008.

HESSE, Marylin. *Mies van der Rohe*. São Paulo: Cosac Naify, 2001.

HORÁCIO. *Odes*. Tradução de Paulo Ferrari. 1. ed. São Paulo: Edipro, 2003.

HORWITZ, Allan V.; WAKEFIELD, Jerome C. *A perda da tristeza: como a psiquiatria transformou a tristeza normal em transtorno depressivo*. Tradução de Maria Stela Gonçalves. São Paulo: Summus, 2009.

HUME, David. *Tratado da natureza humana*. Tradução de J. H. Smith. São Paulo: Abril Cultural, 1975.

UNG, Carl Gustav. O eu e o inconsciente. Tradução de Dora Ferreira da Silva. 7. ed. Petrópolis: Vozes, 2011.

KAFKA, Franz. *O processo*. Tradução de Modesto Carone. 18. ed. São Paulo: Companhia das Letras, 2012.

KEEN, Andrew. *O culto do amador: como blogs, MySpace, YouTube e a pirataria digital estão destruindo nossa economia, cultura e valores*. Tradução de Júlia Romeu. Rio de Janeiro: Zahar, 2009.

KIERKEGAARD, Søren. *O conceito de angústia*. Tradução de Álvaro Cabral. 2. ed. São Paulo: Martins Fontes, 1998.

KUNDERA, Milan. *A insustentável leveza do ser*. Tradução de Teresa Bulhões Carvalho da Fonseca. 14. ed. São Paulo: Companhia das Letras, 2016.

LAO-TSÉ. *Tao Te Ching: o livro do caminho e da virtude.* Tradução de Huberto Rohden. 33. ed. São Paulo: Martin Claret, 2011.

LAO-TSÉ. *Tao Te Ching*. Tradução, introdução e notas de Thomas Cleary. São Paulo: Pensamento, 2007.

LISPECTOR, Clarice. *A descoberta do mundo.* 17. ed. Rio de Janeiro: Rocco, 2020.

LISPECTOR, Clarice. *A hora da estrela*. 1. ed. Rio de Janeiro: Rocco, 1977.

LOUV, Richard. *A última criança na natureza: resgatando nossas crianças do transtorno do déficit de natureza*. 2. ed. São Paulo: Aquariana, 2019.

MASLACH, Christina; LEITER, Michael P. *Burnout: o custo do cuidado humano.* Tradução de Maria Lucia M. S. Rocha. Porto Alegre: Artmed, 1986.

MONTAIGNE, Michel de. *Ensaios.* Tradução: Sérgio Milliet. 1. ed. São Paulo: Abril Cultural, 1972.

NIETZSCHE, Friedrich. O crepúsculo dos ídolos ou como filosofar com o martelo. 2. ed. Tradução de Paulo César de Souza. São Paulo: Companhia das Letras, 2006.

NIETZSCHE, Friedrich. *Além do bem e do mal: prelúdio a uma filosofia do futuro.* Tradução de Paulo César de Souza. 2. ed. São Paulo: Companhia das Letras, 2005.

NIETZSCHE, Friedrich. *A gaia ciência.* Tradução de Paulo César de Souza. 2. ed. São Paulo: Companhia das Letras, 2007.

ORTEGA Y GASSET, José. *Meditações do Quixote.* 13. ed. São Paulo: Martins Fontes, 2011.

PASCAL, Blaise. *Pensamentos.* Tradução de Mário da Gama Kury. 3. ed. São Paulo: Abril Cultural, 1984.

PASCAL, Blaise. Pensées. Tradução de Miguel de Sant'Anna. Lisboa: Relógio d'Água, 2003.

PESSOA, Fernando. *Mensagem.* 2. ed. São Paulo: Companhia das Letras, 2018.

PESSOA, Fernando. *Poemas de Álvaro de Campos.* 2. ed. São Paulo: Companhia das Letras, 2018.

POLLAN, Michael. *O dilema do onívoro: uma história natural de quatro refeições.* 1. ed. São Paulo: Intrínseca, 2007.

POSTMAN, Neil. *O desaparecimento da infância*. Tradução de Heloisa Jahn. São Paulo: Graphia, 1999.

RILKE, Rainer Maria. *Cartas a um jovem poeta*. 2. ed. Rio de Janeiro: Editora Biblioteca Azul, 2013.

RUMI, Jalal al-Din. *O essencial de Rumi: poemas místicos de amor, êxtase e iluminação*. Tradução de Deepak Chopra e Fereydoun Kia. São Paulo: Cultrix, 2001.

RUMI, Jalal ad-Din. *O livro de Rumi: 365 poemas e ensinamentos espirituais do mestre do sufismo*. Tradução de Maryam Mafi. São Paulo: Sextante, 2018.

ROUAULT, Georges. *As mulheres de Jesus*. São Paulo: Editora UNESP, 2003.

SARAMAGO, José. *Ensaio sobre a cegueira*. Tradução de Margarida Vale de Gato. 2. ed. Lisboa: Caminho, 1995.

SÊNECA, Lucius Annaeus. *Cartas de um estoico*. Tradução de Maria José de Paz. 3. ed. São Paulo: Martin Claret, 2011.

SÊNECA. *Cartas a Lucílio*. Tradução de Carlos Alberto Nunes. Belém: EDUFPA, 2004.

SCHOPENHAUER, Arthur. *A arte de escrever*. Tradução de Pedro Süssekind. 1. ed. Rio de Janeiro: L&PM, 2005.

SCHOPENHAUER, Arthur. *O mundo como vontade e representação*. Tradução de Orlando Gomes. 2. ed. São Paulo: Abril Cultural, 1987.

SCHOPENHAUER, Arthur. *Sobre a fundamentação da moral*. Tradução de Jair Barboza. 2. ed. São Paulo: Unesp, 2006.

SARTRE, Jean-Paul. *Entre quatro paredes*. Tradução de Rita Vouet. São Paulo: Hedra, 2005.

SARTRE, Jean-Paul. *O existencialismo é um humanismo*. Tradução de Paulo Neves. 2. ed. São Paulo: L&PM, 2007.

TAYLOR, Charles. *As fontes do self: a construção da identidade moderna*. Tradução de Adail Ubirajara Sobral e Maria Lúcia M. Barbosa de Lima. São Paulo: Loyola, 1997.

TOLSTÓI, Liev. *Anna Kariênina*. Tradução de Boris Schnaiderman. 3. ed. São Paulo: Editora 34, 2011.

WEIL, Simone. *Esperando por Deus*. Tradução de Luís de Lima. 2. ed. São Paulo: Paulus, 2002.

WILDE, Oscar. *O retrato de Dorian Gray*. Tradução de A. de Faria. Porto Alegre: L&PM, 2011.